QUE SAIS-JE ?

W0468228

La psychogériatrie

JEAN-CLAUDE MONFORT

Neurologue par l'internat des hôpitaux de Paris
Psychiatre par le clinicat et le CES de Psychiatrie
Gériatre par la capacité de Gérontologie

2e édition mise à jour

6e mille

À Philippe Guillaumot et à l'équipe de psychogériatrie du Centre hospitalier des Pyrénées, l'un des rares établissements de psychiatrie à avoir pris en compte l'existence des personnes âgées souffrant de troubles psychiatriques. Pau est l'une des villes de France à être passée du « il n'y a rien à faire » à « il y a tant à faire ». À cette équipe qui dit ne pas avoir encore tout à fait réalisé ce qui s'est passé, frappée dans la nuit du 17 au 18 décembre 2004 par le meurtre d'une infirmière, Chantal, et d'une aide-soignante, Lucette. La résonance très forte, dans toute la France, de cet événement aura peut-être pour effet d'attirer l'attention de chacun sur ces petites équipes de psychogériatrie, trop peu nombreuses, en flirt avec le *burn out* et la souffrance au travail, avec le sentiment d'être parfois comme des ambulances sur lesquelles chacun peut tirer lâchement.

La parution de cette 2e édition coïncide avec la venue à Paris du XXIe Congrès international de la Société de psychogériatrie de langue française. Vingt et un ans : tout semble se passer comme si la psychogériatrie venait de passer à l'âge adulte.

DU MÊME AUTEUR

Monfort J.-C., Hourdé I. *et all., Outils pour les entretiens d'aide et de soutien psychologique,* Thoiry, Heures de France, 2005.

Monfort J.-C., Résilience et mémoires traumatiques à l'épreuve de l'avance en âge, *in* B. Cyrulnik et A. Lejeune, *Vieillissement et résilience,* Marseille, Solal, 2004.

Mercuel A., Monfort J.-C., *Entretiens et relation d'aide dans des situations psychiatriques et psychologiques difficiles,* Paris, Masson, 1999.

Monfort J.-C., Koskas P., *Premier Entretien. Symptômes et vocabulaire des patients ayant des difficultés psychologiques et psychiatriques,* Thoiry, Heures de France, 1996.

Monfort J.-C., Manus A., Piette F., *Guide pratique de psychogériatrie,* Paris, Elsevier, 1993 (t. 1) et 1994 (t. 2).

ISBN 2 13 055408 3

Dépôt légal — 1re édition : 1998
2e édition mise à jour : 2006, février

© Presses Universitaires de France, 1998
6, avenue Reille, 75014 Paris

INTRODUCTION

L'avance en âge ne protège pas de la souffrance psychologique, c'est même l'inverse. Plus on avance en âge, plus la vulnérabilité psychique augmente, plus le risque de décompensation psychiatrique est élevé.

I. — Psychogériatrie ou gérontopsychiatrie ?

Le terme de « psychogériatrie » est utilisé depuis plus d'un quart de siècle, mais sa définition reste à clarifier. Qu'est-ce que la psychogériatrie ? La première définition serait de dire que la psychogériatrie est aux personnes âgées ce que la psychopédiatrie est aux enfants. Cette première définition présente cependant un écueil : la psychopédiatrie n'existe pas. En effet, les deux disciplines qui existent chez l'enfant sont la pédiatrie et la pédopsychiatrie. Le terme de « psychogériatrie » introduit une complexité supplémentaire qui correspond à la réalité : le domaine des souffrances psychologiques et des troubles psychiatriques des personnes âgées est encore plus complexe que celui des enfants. Cette complexité a conduit à la proposition d'une approche qui a été nommée « psychogériatrie ».

II. — Psychogériatrie : une définition globale

La psychogériatrie n'est pas une discipline : ni psychiatrie ni gériatrie, la psychogériatrie est une approche, une pratique multidisciplinaire. Elle a pour objet de comprendre, de soigner, d'apaiser et d'accompagner les personnes âgées qui souffrent de difficultés psychologiques ou d'un trouble psychiatrique caractérisé, qu'elles aient ou non un état démentiel associé.

Les modalités de cette approche vont varier selon les troubles présentés par les personnes, selon les professions de santé concernées par ces personnes âgées, et selon les lieux où se trouvent les personnes.

III. — Psychogériatrie : une variété de troubles

Les personnes âgées peuvent présenter une infinité de souffrances psychologiques et de troubles psychiatriques. Dans une visée de clarification, il est possible arbitrairement de transformer ce continuum en trois catégories :

A) *Les troubles psychiatriques.* — Anciennement appelés « maladies nerveuses » puis « maladies mentales », puis « troubles de la santé mentale », parfois appelés « troubles fonctionnels » pour souligner qu'il n'y a pas de substratum anatomique « lésionnel » connu. Chez la personne âgée, on distingue deux types de maladies psychiatriques. D'une part, les maladies qui se sont installées pendant l'enfance, l'adolescence ou la vie adulte. Ces maladies peuvent continuer à évoluer avec l'avance en âge. On parle ainsi de névroses vieillies, de dépressions vieillies, de psychoses vieillies. D'autre part, les maladies psychiatriques qui font éclosion lors de l'avance en âge, tardivement, après l'âge de 65 ans. On utilise indifféremment les termes de « trouble d'involution » ou « trouble d'apparition tardive ». On parle ainsi de mélancolie d'involution, d'états délirants tardifs. Un livre a été consacré exclusivement à ces troubles psychiatriques fonctionnels (Chiu et Ames). Parmi ces troubles psychiatriques, c'est la dépression qui est le trouble le plus souvent curable. La Classification internationale des maladies (CIM-10) n'a pas consacré beaucoup de lignes aux spécificités des troubles psychiatriques de la personne âgée. Les pathologies sont les mêmes que celles de l'adulte jeune, mais leur fréquence, leur présentation clinique, leur prise en charge, leur réponse aux traitements présentent des spécificités.

B) *Les états démentiels.* — Il s'agit de maladies caractérisées par une baisse des performances cognitives liées à des lésions cérébrales avec perte de neurones. Le terme « état » signifie que la baisse des performances cognitives est irréversible. Il n'y a pas de raison en soi pour qu'un état démentiel puisse être la source d'une maladie mentale. Cependant la prise de conscience de la baisse de ses performances peut provoquer de l'anxiété ou du désespoir, cette baisse peut rendre plus dépendant et plus vulnérable à l'égard de l'environnement, surtout si celui-ci n'est pas bientraitant, occasionnant une souffrance. Enfin, les baisses des performances et des perceptions peuvent réaliser des équivalents de désafférentation et générer des symptômes (hallucinations*) évocateurs à tort d'une maladie psychiatrique.

C) *Les épisodes confusionnels.* — Le terme de « confusion » signifie qu'il existe un trouble de la conscience à type d'obnubilation : la personne a perdu ses repères, elle est désorientée, elle ne sait plus où elle est, quand elle est, ni parfois qui elle est. Cette perte des repères, de survenue brutale, entraîne une détresse majeure dénommée « perplexité anxieuse ». Cette peur a pour effet soit de paralyser et de sidérer (confusion ralentie), soit de provoquer une agitation souvent violente (confusion agitée). Le terme « épisode » est capital, car il signifie que la confusion, d'installation brutale ou rapide, sera réversible si on trouve la ou les causes médicales ou chirurgicales à l'origine de la confusion. L'une des particularités de la personne âgée est sa vulnérabilité à l'égard des confusions. Plus une personne avance en âge, plus elle est à risque de présenter un épisode confusionnel. Ce risque sera démultiplié s'il existe déjà un état démentiel ou un trouble psychiatrique.

Ce découpage théorique catégoriel correspond rarement à la réalité. L'une des particularités des personnes âgées est le cumul des maladies et la fréquence de l'association d'une maladie psychiatrique, d'un état démentiel et d'un épisode confusionnel. Ces associations chez une même personne justifient l'existence et le déve-

* Les termes avec astérisque figurent dans le glossaire, p. 117-121.

loppement de la psychogériatrie avec ses trois déclinaisons selon les lieux : à domicile, en milieu gériatrique et en milieu psychiatrique.

IV. — Psychogériatrie : une variété de médecins

Face à une personne âgée qui souffre de difficultés psychologiques ou d'un trouble psychiatrique caractérisé, le médecin qui cherche à comprendre, à apaiser, à soigner n'est pas obligatoirement un psychiatre. L'intervention d'un psychiatre est même l'exception. C'est l'un des paradoxes de la psychogériatrie. Plusieurs médecins peuvent se substituer au psychiatre.

A) *Le médecin généraliste.* — C'est le généraliste qui est souvent à la fois le gériatre et le psychiatre. Il été dit qu'il était « un psychiatre masqué ». Il repère et il soigne la majorité des souffrances psychologiques et psychiatriques.

B) *Le neurologue.* — Il est de plus en plus souvent consulté pour des plaintes mnésiques qui cachent parfois une souffrance anxio-dépressive. Les personnes âgées ont moins de réticence à consulter un neurologue qu'un psychiatre, mais elles sont parfois déçues lorsqu'elles s'attendaient à avoir un soutien psychothérapique.

C) *Le gériatre.* — Les gériatres peuvent être consultés à l'hôpital grâce à l'ouverture de consultations de gérontologie et à l'ouverture d'hôpitaux de jour. Puisqu'il a été dit que la gériatrie était une branche de la psychiatrie, il est possible de concevoir que le gériatre ait besoin d'être psychiatre. Les services de gériatrie n'ont pas ou peu de moyens pour intervenir à domicile. Cette discipline n'a pas encore de filière unique de formation (il y a quatre types de gériatres selon les filières d'accès).

D) *Le psychiatre.* — La rencontre d'une personne âgée et d'un psychiatre est un événement rare.

— La personne âgée, encore plus que l'adulte jeune, est réticente à l'égard d'une consultation auprès d'un psychiatre.

— Le psychiatre est lui aussi réticent à l'égard d'une consultation concernant une personne âgée. Cette réticence est liée à un manque d'appétence, un manque de compétence et un manque de temps. L'intrication fréquente d'un trouble psychiatrique avec un épisode confusionnel et un état démentiel va le dérouter. Le temps nécessaire à la compréhension de l'épisode en cours va manquer. Il ne va pas se sentir apte à prescrire les examens complémentaires requis par les pathologies somatiques associées. Le psychiatre n'étant pas appelé auprès des personnes âgées, il ne développe pas les compétences acquises par la pratique. Ce manque de compétence contribue à la rareté des appels qui ne se font qu'à la dernière extrémité : agitation violente ou syndrome de glissement.

À l'étranger, afin de pallier la carence des psychiatres auprès des personnes âgées, un statut officiel a été accordé en Grande-Bretagne en 1983 et aux États-Unis en 1991. Dans ces pays, le statut de ces médecins psychiatres des personnes âgées est comparable à celui des pédopsychiatres. Ils exercent une spécialité appelée, selon les pays : géronto-psychiatrie, psychiatrie gériatrique, psychiatrie des personnes âgées. C'est probablement ce vocable qui est le meilleur. La France, avec plus de vingt ans de retard sur la Grande-Bretagne, devrait enfin mettre en place en 2006, pour les psychiatres, un DESC de psychiatrie des personnes âgées (de type 1).

E) *Le psychogériatre.* — Si la psychogériatrie existe, par contre le psychogériatre n'existe pas. S'il existait, il faudrait qu'il puisse à lui seul mettre en œuvre une approche pluridisciplinaire : psychiatrique, gériatrique et neurologique. Une autre conception est de nommer psychogériatre le médecin qui, dans un contexte pluridisciplinaire, va chercher à comprendre et à soigner une personne âgée en situation de souffrance psychologique ou ayant un trouble psychiatrique caractérisé. Lorsqu'il n'est pas psychiatre, c'est un généraliste ou un gériatre ayant une appétence et une compétence pour la psychiatrie des personnes âgées.

Un intérêt majeur pour garder le terme de « psychogériatre » est son utilisation pour faciliter l'acceptation du psychiatre par la personne âgée qui en aurait besoin. Un membre de la famille ou un généraliste peut proposer une consultation auprès d'un « psychogériatre ». Il reste au psychiatre sollicité à accepter de se présenter ainsi : « Je suis le Dr X..., psychogériatre, spécialiste des difficultés psychologiques des personnes âgées. » Puis il pourra ajouter : « Je suis médecin psychiatre. » Certains psychiatres pensent que cette présentation n'est pas éthique, et que l'omission du mot « psychiatre » est considérée comme un mensonge blanc qu'il faudrait éviter, même transitoirement.

La diversité des médecins qui interviennent dans l'approche psychogériatrique se retrouve dans le libellé de leurs associations. Le terme « psychogériatrie » est utilisé lorsque les membres ne sont pas exclusivement des psychiatres. L'association européenne a choisi de s'appeler Association européenne de géronto-psychiatrie. Aux États-Unis, les psychiatres s'occupant des personnes âgées se sont regroupés en une association appelée AAGP (American Association of Geriatric Psychiatry). L'association internationale a opté pour le terme « psychogériatrie » (IPA, International Psychogeriatric Association). En France, il existe une Société de psychogériatrie de langue française. Comme à l'IPA, les membres sont essentiellement des psychiatres, mais il y a aussi des gériatres, des médecins généralistes, des neurologues et quelques personnes qui ne sont pas des médecins.

V. — Psychogériatrie : une variété de lieux

Les personnes âgées qui souffrent de difficultés psychologiques ou d'un trouble psychiatrique caractérisé se trouvent partout. La psychogériatrie, conçue comme une approche pluridisciplinaire, devrait donc se situer partout : à domicile, en maison de retraite, en gériatrie et en psychiatrie :

1. **Le domicile.** — 85 % des personnes âgées de 85 ans continuent à vivre à leur domicile.

A) *Le maintien à domicile.* — Les réseaux d'assistance à domicile se sont développés avec maintenant l'apparition de centres de coordination (les CLIC*). Dans l'idéal, les personnes assurant une approche pluridisciplinaire seraient :

— Le médecin généraliste. Il reste la personne clé du maintien à domicile. Lorsqu'il craque, épuisé, c'est la fin du maintien à domicile. Les CLIC et les réseaux ne serviront à rien si ce médecin n'est pas à la fois renforcé dans ses moyens et allégé des soucis qui se focalisent sur lui. En cas d'état démentiel et de polypathologies, il devrait pouvoir être aidé par un neurologue et un gériatre. En cas de souffrance psychique ou de maladie psychiatrique, il devrait pouvoir être guidé par un psychiatre. La venue coordonnée au domicile de ces trois spécialistes, pour un complément de soins, devra attendre la création de petites équipes mobiles d'appui psychogériatrique.

— L'infirmière, qui assure la bonne prise des médicaments, effectue des soins, fait une toilette infirmière, et peut, si elle en avait le temps, délivrer une aide relationnelle et un soutien psychologique.

— L'aide-soignante, pour les soins d'hygiène corporelle et l'aide à l'alimentation.

— L'aide ménagère, pour assurer les courses, les repas, le ménage et la bonne tenue du domicile.

— Le kinésithérapeute, pour éviter l'immobilité au lit, préserver la marche et éviter les rétractions tendineuses. C'est l'intervention d'un kinésithérapeute qui permet parfois d'éviter le stade d'état grabataire avec le tronc et les membres en flexion. On croyait autrefois que ce stade était inévitable.

— Le psychomotricien. Ce professionnel, qui existe depuis 1974, assure une prise en soins dite « psychocorporelle ». Une personne âgée nous a donné récemment cette définition d'un psychomotricien qui s'occupait d'elle : « C'est un bricoleur manuel qui travaille l'esprit. » Malheureusement ses prestations ne sont pas remboursées.

— Un curateur, pour « assister », ou un tuteur pour « représenter », afin de gérer et de protéger les biens (tutelle aux biens), mais aussi pour protéger la personne âgée des maltraitances dont elle peut faire l'objet et donner un avis sur des décisions médicales concernant la personne (tutelle à la personne). Dans la pratique, très peu de tuteurs acceptent de jouer un rôle de protection de la personne. Il y a ici un vide juridique partiel.

— Une auxiliaire de vie, une « garde-malade ». Ces personnes ne sont pas ou peu qualifiées. La qualité du maintien à domicile dépend de ces professionnels dont le nombre et la qualité de formation sont encore insuffisants. Quand la perte d'autonomie est majeure, ce maintien à domicile va nécessiter la présence d'une personne 24 heures sur 24. Lorsque la famille ne peut assurer cette présence, cela signifie la présence d'une, deux ou trois personnes rémunérées.

— Un(e) bénévole, pour intervenir en qualité d' « ami(e) ». Le bénévole isolé peut représenter le meilleur ou le pire. Les bénévoles formés et encadrés par une association apportent une garantie de recrutement, de formation, de suivi et de supervision en groupe.

Pour la personne âgée, cette pratique multidisciplinaire peut être vécue comme autant d'intrusions insupportables. Pour les familles, le coût d'un maintien à domicile peut varier de 0 € (domicile commun, absence d'interventions de tiers) à 5 000 € par mois (coût de fonctionnement d'un domicile séparé et rémunération salariée de trois gardes-malades pour assurer une surveillance constante).

B) *Le renoncement du maintien à domicile*. — En cas de perte d'autonomie et d'impossibilité du maintien à domicile, la personne âgée décidera, ou subira, le choix de la place où se déroulera la poursuite de sa vie. La famille va « confier » son parent à une équipe qui prend le relais, mais sans prendre la place de la famille. Le mot « placement » est terrible, mais il n'y a pas encore aujourd'hui d'autre terme pour désigner la procédure qui consiste à chercher une « place » dans une institution où le patient poursuivra sa vie, jusqu'au passage de la vie à la mort. Nous suggérons de parler d'« accueil », de « passage » ou de « transfert » dans un lieu pour poursuivre sa vie plutôt que de « placement ». Le terme de « placement » suggère une place passive dans un mouroir, terme utilisé par les personnes âgées pour désigner ce qui s'appelait l'hospice.

Le traditionnel « placement » a lieu de la manière suivante. La scène se déroule habituellement un dimanche de juillet, en fin de journée, aux urgences d'un hôpital général. La personne âgée a été amenée par des ambulanciers privés ou le SAMU. La famille n'est pas présente. La lettre du médecin, quand il y en a une, correspond à la réalité : la demande explicite ou implicite est celle d'un « placement ».

Ce type de situations se raréfie grâce au travail effectué en amont par les généralistes, les gériatres et les CLIC* pour améliorer les conditions du « transfert » du domicile vers une institution. Il est souhaitable que le choix de l'institution ne se fasse pas en urgence après un maintien à domicile ayant duré trop longtemps. Il est souhaitable de préparer la personne âgée à l'entrée dans ce lieu et d'organiser la visite préalable de différents lieux. Certains lieux proposent un accueil temporaire et sont parfois dotés d'un hôpital de jour dont la fonction est d'assurer ce « passage » de manière moins traumatisante.

Parfois l'indication du « transfert » en institution n'est pas adéquate. Le patient, ou la situation du patient, ne sont pas encore adaptés à une vie en institution. Dans d'autres cas, le temps est venu de renoncer au domicile et de chercher un lieu pour y passer la fin de sa vie. C'est une évidence, mais les raisons pour ne pas se rendre à l'évidence sont multiples. La personne âgée peut avoir du mal à faire le deuil d'un domicile très investi. La famille peut craindre un coût plus élevé que le maintien à domicile antérieur. Surtout, il y a peu d'années encore, les lieux pour passer la fin de sa vie en cas de perte d'autonomie étaient tous considérés comme « toxiques ».

Parfois une hospitalisation s'impose en urgence en raison d'une chute, d'une confusion ou d'un trouble du comportement. Après quelques journées passées à l'hôpital ou aux urgences, dans les cas où l'état de la personne âgée ne s'est pas amélioré, la question de la sortie est posée en raison du petit nombre de lits d'aigus dont la vocation est d'accueillir les entrants. L'existence de listes d'attente pour un lit en long séjour ou en maison de retraite empêche une sortie immédiate. Afin de pouvoir accueillir les entrants, l'équipe hospitalière peut commander une ambulance pour ramener la personne âgée à son domicile avec une chance infime d'y rester. Ces sorties peuvent être qualifiées de « vrai-faux retour à domicile ».

C) *Les lieux dans lesquels la personne âgée peut poursuivre sa vie.* — Qu'il y ait ou non un état démentiel, c'est la présence ou non de maladies somatiques sévères et de troubles du comportement qui va déterminer le choix entre une maison de retraite avec section de cure médicale et un long séjour gériatrique. Aujourd'hui, ces lieux sont désignés par le même acronyme : EHPAD, signifiant « Établissement d'hébergement pour personnes âgées dépendantes » dont le coût peut varier de 1 300 à 3 000 € par mois.

2. **La maison de retraite.** — La présence d'une maladie somatique et/ou de troubles du comportement va nécessiter des soins qui seront délivrés dans une partie médicalisée de la maison de retraite, maintenant appelée EHPAD*. Parfois un étage est réservé aux patients déments ayant le plus de troubles du comportement. Ces unités sont appelés « Unités de soins Alzheimer » ou « Unités de vie protégée ». Un médecin coordonnateur a parfois aussi le rôle d'un médecin soignant. Le ou les généralistes viennent régulièrement ou à la demande. Les professions paramédicales peuvent être représentées par des employés ou des professionnels installés en libéral, sollicités ponctuellement : infirmières, kinésithérapeutes, psychomotriciens, animateurs. Des aides-soignantes viennent étoffer l'équipe de la maison de retraite. En raison de la pénurie en infirmiers, c'est l'aide-soignant qui est devenu le pilier de l'EHPAD ; il a maintenant le pouvoir d'organiser ou de désorganiser un lieu. Sa qualité est donc essentielle. À coté du psychologue qui a le plus souvent un rôle de soutien du personnel que des résidents, on commence à voir des maisons de retraite qui

s'attachent les services d'un psychiatre, tant ponctuellement pour certains malades, que pour soutenir les équipes. D'autres EHPAD utilisent le psychiatre de secteur qui intervient ponctuellement ou régulièrement, de manière informelle ou dans le cadre d'une convention. Globalement les EHPAD se plaignent plutôt de la pauvreté de l'appui apporté par les psychiatres. Cela ne les incite pas à accueillir les demandes de « transfert » des personnes venant des services de psychiatrie.

3. **Les longs séjours gériatriques.** — Une partie des anciens hospices d'invalides a été progressivement transformée en longs séjours gériatriques, puis en EHPAD*. L'architecture a été adaptée avec la disparition des salles communes. La pratique des soins est devenue globale, multidisciplinaire. La présence de patients, déments ou non déments, ayant une souffrance psychologique et même souvent des troubles psychiatriques, a amené les services de gériatrie à s'intéresser à la psychogériatrie et à se doter de psychologues et de psychiatres. Certains lieux gériatriques sont même équipés d'une unité de psychogériatrie accueillant transitoirement des personnes démentes ayant des troubles du comportement. Le constat est que la psychogériatrie se développe assez bien dans la plupart des lieux gériatriques, mais avec le même constat : la pauvreté de l'appui apporté par les psychiatres.

4. **Les services de psychiatrie.** — Lorsqu'une personne âgée est hospitalisée en psychiatrie, en l'absence d'unité de psychogériatrie elle se retrouve dans une salle où sont hospitalisés des adultes jeunes ayant un trouble psychiatrique sévère (trouble schizophrénique, usagers de substance psychoactive). Cette cohabitation a parfois des avantages, mais elle fait courir le risque de conséquences dommageables. Ce déficit de la psychogériatrie en psychiatrie est lié à de nombreux facteurs. Il y a eu à la fois un manque d'appétence des psychiatres pour les soins aux personnes âgées, un manque cruel de personnel infirmier, un manque de budgets et de volonté des directeurs,

une réduction du nombre de lits et leur suroccupation par les adultes jeunes. Il faut aussi mentionner la fermeture des « pavillons de déments » qui existaient dans les hôpitaux psychiatriques et la crainte de leur retour. Les secteurs (un secteur pour une population de 70 000 à 100 000 habitants) les plus riches peuvent encore remplir leur mission de suivi des personnes ayant un trouble mental (Charmasson), mais les secteurs les plus démunis peuvent à peine faire face aux signalements les plus urgents. Nous connaissons un secteur qui a traversé une période sans psychiatre, imposant aux infirmiers d'emmener les malades chez un généraliste pour le renouvellement des prescriptions. Un autre facteur qui a freiné la psychogériatrie en milieu psychiatrique a été la disparition du « long séjour psychiatrique » qui n'a d'ailleurs jamais existé sur le plan administratif. Les patients hospitalisés sur la longue durée, plus de 200 jours, doivent être évalués et orientés vers des établissements médico-sociaux, des EHPAD* (Raynal-Cadé). L'un des blocages est là. Les EHPAD peuvent refuser d'accueillir ces patients difficiles, « inaptes à la structure ». Ils disent avec raison qu'ils ne sont pas assez appuyés par les psychiatres pour gérer ces patients. Lorsque ces EHPAD adressent ces patients en psychiatrie, ils disent ne pas vouloir les reprendre, même stabilisés, car ils ont laissé trop de souvenirs de violence chez les résidents, les familles et les soignants. Ainsi, progressivement, les filières entre psychiatrie et EHPAD perdent leur fluidité. Pour faciliter les liens entre EHPAD et psychiatrie, éviter la souffrance en EHPAD et lever les embolisations des lits de psychiatrie aiguë par des personnes âgées que personne n'accepte, il a été proposé une filière de soins associant une petite unité de psychogériatrie intensive située au cœur d'un triangle dont les sommets sont occupés par quelques EHPAD : une EHPAD A adresse un malade difficile au service de psychogériatrie, qui le réadresse à la fin des soins intensifs à une EHPAD B, avec, pour celle-ci, la possibilité d'adresser un autre malade difficile à l'EHPAD A après un passage par les soins intensifs. Il existe d'autres dispositifs à inventer. Clery-Melin a proposé des EHPAD réservés exclusivement à des malades psychiatriques, mais ici les réserves éthiques sont évidentes en raison du risque majeur d'apparition de prisons-ghettos appauvries et appauvrissantes. Le contexte cité plus haut a conduit à un échec presque total de la psychogériatrie en psychiatrie : le nombre de villes qui ont pu se doter d'un dispositif de psychiatrie pour les personnes âgées est resté très limité et ces dispositifs sont exposés à un risque de fermeture. Nous pouvons citer en exemple la ville de Pau dont l'unité de psychogériatrie, une unité modèle, est maintenant malheureusement connue en raison du double homicide survenu le 17 décembre 2004. Les autres villes dotées partiellement d'un ou de plusieurs dispositifs, plus ou moins étoffés, sont Marseille, Nice, Limoges, Lyon, Rouffach, Caen, Leyme, Niort, Bordeaux, etc., et enfin, récemment, le Centre hospitalier Sainte-Anne à Paris (Monfort, 2005) dont un secteur a ouvert, à moyens constants, sept lits de psychogériatrie pour une population... proche de 1 million d'habitants.

VI. — **Psychogériatrie : une variété d'âge et de vieillissement**

La question souvent posée est celle de l'âge et de la nature du vieillissement : à partir de quel âge est-il possible d'utiliser l'expression « personne âgée » ? À partir de quel âge est-on vieux ? Quels sont les types de vieillissement qui peuvent bénéficier d'une approche psychogériatrique ?

1. **Les personnes âgées n'existent pas.** — Cette formulation paradoxale signifie que « l'âge n'est pas un critère », qu'il n'y a pas d'âge seuil à partir duquel on peut dire d'une personne qu'elle est âgée. Le vieillissement, c'est-à-dire l'avance en âge, commence dès la naissance. Le continuum de la vie à la mort comporte arbitrairement deux seuils. Le seuil de 60-65 ans est fixé par les administrations. Il correspond à l'âge habituel de la perte de son emploi rémunéré. Le seuil de 80-85 ans est

fixé par la chance ou la génétique. Il correspond à la baisse des cinq sens et aux handicaps qui en découlent. En théorie, on parle des « jeunes personnes âgées » ou « seniors » qui ont de 60-65 ans à 80-85 ans, et des « personnes âgées-âgées » qui ont plus de 80-85 ans. En pratique, on peut être centenaire et n'avoir pas encore franchi ces seuils (Allard), comme on peut avoir 50 ans et les avoir déjà franchis.

2. **L'expression « avance en âge »** a l'avantage d'être associée à l'idée de modifications liées à l'âge, qu'elles soient positives ou négatives. Le terme « vieillissement » est maintenant le plus souvent associé exclusivement à l'idée de modifications négatives. La vieillesse est trop souvent synonyme de maladie. La vieillesse n'est pas une maladie. Une vieillesse réussie peut se dérouler sans maladie spécifique. La maladie d'Alzheimer n'est pas un vieillissement normal accéléré. C'est la proximité du passage de la vie à la mort qui caractérise le mieux l'avance en âge. Plus on avance en âge, plus l'espérance de vie diminue. Il y a au moins trois types d'avance en âge, trois types de vieillissement : pathologique, normal et réussi.

3. **Le vieillissement pathologique** est le plus facile à comprendre et c'est lui qui fait peur. Lors de l'avance en âge, le risque de développer une ou plusieurs maladies augmente. Les plus fréquentes sont les maladies cardio-vasculaires, les cancers et les maladies neurologiques qui touchent le cerveau : les états démentiels. Le risque de développer une maladie psychiatrique existe aussi : l'avance en âge ne protège pas des troubles psychiatriques, c'est même l'inverse, mais ces troubles sont souvent peu visibles car les personnes âgées ont, encore plus que l'adulte, une propension à la honte qui va contribuer à masquer la souffrance, et une propension à masquer cette souffrance derrière une plainte corporelle.

4. **Le vieillissement normal** n'est pas ce que l'on croyait. Ce vieillissement sans pathologie repérable est

très hétérogène (Ritchie). Globalement les performances cognitives (intellectuelles) ne baissent pas ; certaines diminuent un peu car elles mettent en jeu des vitesses de réaction ; d'autres s'améliorent, en particulier celles qui font appel au vocabulaire chez des personnes qui s'entraînent.

5. **Le vieillissement réussi.** — Les personnes ayant un vieillissement normal n'ont pas obligatoirement un vieillissement réussi (Gognalons-Nicolet).

1 / On pourrait commencer par définir le vieillissement réussi par ce qu'il n'est pas, en énumérant des critères d'exclusion discutables. On pourrait ainsi écarter les personnes : ayant un état « lésionnel » infraclinique du cerveau, ayant un état pré-émentiel, ayant un trouble psychiatrique, ayant une souffrance morale multifactorielle.

2 / On pourrait continuer par définir le vieillissement réussi par ce qu'il est (Laicardi). Voici une proposition qui n'exclut pas les malades : les personnes dont l'avance en âge est réussie peuvent souffrir de leur santé physique ou psychique. Cet état de santé peut avoir des hauts et des bas, mais il reste suffisamment bon pour assurer un goût de la vie qui est éprouvé par l'intéressé et observé par les tiers. Elles ont conservé des liens affectifs, familiaux, amicaux, sociaux. Elles gardent des activités manuelles, sportives, intellectuelles, artistiques, culturelles. Elles n'ont pas particulièrement envie que cette avance en âge soit interrompue, mais elles sont prêtes à accepter la mort quand elle viendra. L'angoisse de la mort reste supportable et n'a pas le pouvoir de désorganiser la vie psychique. L'avantage de cette définition du vieillissement réussi est que celui-ci peut être présenté à chacun comme un projet de vie. Pour les malades, ce projet de vie peut devenir un objectif des soins psychogériatriques.

6. **Les personnes âgées qui pourraient être l'objet des soins psychogériatriques** sont potentiellement toutes les personnes âgées, sauf... celles qui ont spontanément un vieillissement réussi.

VII. — Pychogériatrie : l'augmentation des besoins de cette approche

1. **Les données démographiques** montrent que le nombre de personnes âgées augmente chaque année. Le pourcentage de personnes âgées de plus de 65 ans pourrait atteindre 20 % en l'an 2010 et 35 % en 2050. Cette élévation va de pair avec une diminution constante du nombre des moins de 20 ans. La courbe des moins de 20 ans plonge et vient maintenant de croiser la courbe des plus de 65 ans. Les années d'après guerre ont contribué au développement de la pédopsychiatrie. Ce baby-boom, en devenir de papy-boom, va imposer le développement de la psychogériatrie.

2. **Les besoins.** — Après l'âge de 85 ans, 20 % des personnes âgées ont les critères du vieillissement réussi. 30 % ont un état démentiel avec parfois des troubles du comportement et un besoin de soins *a priori* délivrés au mieux par les généralistes et les gériatres avec l'assistance de psychiatres. Les 50 % restants ont une avance en âge faite de souffrances psychologiques multiples avec parfois une décompensation et une éclosion d'un trouble psychiatrique ; ils ont alors besoin de généralistes, de gériatres et de psychiatres, et de l'ensemble des autres professionnels pour assurer le maintien à domicile et éviter l'arrivée aux urgences pour un « placement ». L'écart entre les besoins qui augmentent et les budgets qui diminuent vont augmenter la pénibilité du travail des équipes, gériatriques et psychiatriques, qui s'impliquent dans l'approche psychogériatrique. Ceux et celles qui restent mobilisés, comme des ambulances sur un champ de bataille, demandent qu'on ne leur tire pas dessus et accepteraient bien volontiers que chacun facilite leur progression sur le terrain.

Chapitre I

LES TROUBLES NÉVROTIQUES DES PERSONNES ÂGÉES

Les névroses, rebaptisées « troubles névrotiques » correspondent à un concept dont l'utilisation serait en voie de disparition. Les personnes névrosées auraient un mal-être, et une conscience de ce mal-être lié à un conflit anxieux non conscient remontant à la petite enfance. Ce concept repose sur une approche psychodynamique inspirée par la psychanalyse. Selon cette théorie, un « mécanisme de défense » se serait mis en place pour diminuer l'anxiété. Le prix de ce soulagement serait l'apparition d'un autre symptôme qui peut être une phobie, un rituel, une conversion. Le mot et le concept de névrose, déjà en voie de disparition chez l'adulte jeune, est quasiment inutilisé dans les services de gériatrie et dans les maisons de retraite. Le concept de névrose semble pourtant bien utile en psychogériatrie : la petite enfance, de 0 à 3 ans, ses traumatismes et ses troubles de l'attachement semblent être un facteur explicatif majeur dans la majoration ou l'éclosion d'un mal-être au-delà de 85 ans. L'avance en âge ne fait pas disparaître les névroses, c'est même l'inverse : elle révèle les mémoires traumatiques. La présentation des troubles névrotiques évolue avec l'âge (Balier). Le nombre élevé de personnes âgées avec des plaintes corporelles ou psychologiques et qui utilisent des tranquillisants et de l'alcool amène à penser que beaucoup de personnes âgées souffrent de troubles névrotiques qui seraient restés en partie masqués durant leur première partie de vie.

I. — Fréquence

1. **On vieillit comme on a vécu.** — Selon cette déclaration d'Ajuriaguerra, les personnes souffrant à l'âge adulte d'une névrose devraient vieillir et garder leur névrose. Vrai ou faux ? Pour Tyrer ce serait à la fois vrai et faux. Cet auteur propose le concept d'une seule catégorie névrotique. Ce trouble aurait une plasticité évolutive et évoluerait la vie entière en empruntant de manière fluctuante des symptômes à chacune des grandes névroses classiques. Les symptômes prédominants seraient néanmoins des symptômes anxieux et dépressifs.

Plus le sujet dont on s'occupe est âgé, plus il a une biographie chargée, plus on retrouve des antécédents d'épisodes dépressifs et plus on pose le diagnostic de trouble de l'humeur au détriment de celui de névrose. Les psychogériatres vont donc être *a priori* des adeptes de la théorie de Tyrer, il va leur être difficile de parler des névroses sans les lier aux états dépressifs récurrents. Henri Ey, bien avant Peter Tyrer, avait décrit cette plasticité évolutive des névroses : « Les complications qu'il y a lieu de craindre avec l'âge sont des symptômes hypocondriaques avec des conduites médicales inadaptées..., des dérèglements psychosomatiques..., une claustrophobie avec isolement social..., des crises dépressives et proprement mélancoliques. »

2. **Les chiffres des enquêtes épidémiologiques.** — Les troubles névrotiques des personnes âgées apparaissent comme moins fréquents que chez les adultes jeunes. Une enquête menée à Liverpool (Larkin) avec un instrument standardisé a montré une prévalence globale de l'ordre de 2,5 % (névrose d'angoisse : 1,1 % ; névrose phobique : 0,7 % ; névrose hypochondriaque : 0,5 % ; névrose obsessionnelle : 0,1 %). D'autres études donnent des chiffres plus élevés (Lindesay). On verra plus bas que ce pourcentage de 2,5 % passe à 12,5 % si on inclut les états dépressifs chroniques.

3. **Facteurs pouvant expliquer la rareté des névroses diagnostiquées.** — Plusieurs facteurs pourraient expliquer que les troubles névrotiques apparaissent moins

fréquents chez les personnes âgées que chez les adultes jeunes :

1 / Une absence de trouble malgré la présence de symptômes. Il faut en effet opposer les symptômes* et les troubles*. C'est le nombre et la sévérité des symptômes qui feront que telle personne âgée sera considérée comme ayant un trouble. Elle sera alors diagnostiquée comme « un cas » par les enquêteurs responsables des études épidémiologiques.

Les personnes âgées apparaissent comme ayant moins souvent un trouble névrotique que les adultes jeunes. Il semble en fait qu'elles aient plus de symptômes névrotiques que les adultes jeunes.

2 / Une disparition liée à une surmortalité. Les sujets névrosés, comme les autres personnes ayant un trouble psychiatrique, présentent une surmortalité par rapport à la population générale. Ils vont donc être moins présents dans les enquêtes concernant les personnes âgées.

3 / Une réticence plus grande des personnes âgées à confier leur état de stress à des enquêteurs.

Les personnes âgées vont-elles ouvrir leur porte à un enquêteur si elles ont une phobie sociale* ? À la question concernant des ruminations anxieuses, vont-elles oser répondre qu'elles sont obsédées par l'idée de la mort au point d'en avoir la tête vide ? À la question concernant des attaques de panique*, vont-elles confier qu'effectivement elles ont parfois subitement l'idée qu'elles deviennent folles au point d'avoir essayé de se donner la mort ? À la question concernant des rituels obsessionnels, vont-elles vaincre la peur du ridicule pour dire les rituels absurdes qu'elles n'ont jamais osé confier à leur généraliste ?

4 / L'attribution d'un état anxieux à une pathologie médicale ou chirurgicale (cancer, accident vasculaire, infarctus...). Cette maladie ne va pas masquer le trouble anxieux, mais on aura tendance à imputer le trouble anxieux à la pathologie médico-chirurgicale plutôt qu'à une névrose sous-jacente qui restera méconnue.

5 / Un effet de masque lié à l'existence d'un état démentiel associé. Celui-ci peut masquer un état anxieux qui apparaîtra à tort aux yeux de l'entourage comme un état d'agitation.

Il est difficile de repérer un état anxieux chez un patient ayant un état démentiel. Les psychothérapies des démences commencent à apparaître et à prendre en compte cette dimension.

6 / Un effet de masque lié à l'existence d'un état dépressif associé. Celui-ci peut masquer une névrose caractérisée. C'est la raison pour laquelle il est difficile de parler des états névrotiques du sujet âgé sans aborder la question des états dépressifs.

La prévalence de la « dépression névrotique » chez les sujets âgés de plus de 65 ans est de l'ordre de 10 %. Si l'on considère la dépression névrotique comme une névrose, alors on comprend la formule : « La dépression est la névrose des personnes âgées. » La prévalence des névroses, si on inclut les dépressions névrotiques, passerait de 2,5 % à 12,5 %.

II. — Présentations cliniques

On peut opposer les névroses vieillies et les névroses apparues tardivement avec l'avance en âge.

1. **La névrose d'angoisse vieillie.** — Trois éléments bien réels vont générer de l'angoisse : la proximité de la mort qui se rapproche avec l'avance en âge, le risque d'une perte de l'autonomie imposant le besoin du recours à un tiers intrusif ou le choix d'un lieu pour poursuivre sa vie, le prolongement de la confrontation avec l'environnement caractérisé par l'isolement et un vécu de solitude.

La névrose d'angoisse comporte deux troubles : l'état anxieux généralisé et les attaques de panique.

A) *Les états anxieux généralisés* comportent trois types de manifestations :

1 / Une insomnie est très facilement l'objet d'une plainte. D'autres éléments témoignant d'une hypervigilance sont parfois confiés ou observés : réaction de sursaut lors de la sonnerie du téléphone, impossibilité de tenir en place, difficulté à maintenir sa concentration, sensation de tête vide, tension intérieure, irritabilité. La personne âgée fera la demande d'un tranquillisant ou d'un somnifère.

2 / Des symptômes somatiques témoignant d'une hyperactivité du système nerveux végétatif. Les personnes âgées en parlent facilement, tant entre elles qu'avec leur médecin de famille : vertiges, tension musculaire avec douleurs à type de courbatures ou douleurs de dos, céphalées, fatigabilité musculaire, tremblements, sueurs froides ou bouffées de chaleur, bouche sèche, boule dans la gorge, douleurs thoraciques, palpitations, « pigeon dans le thorax », et tachycardie ou à l'opposé bradycardie avec lipothymie (Kollai), dyspnée et oppressions thoraciques avec sensation d'étouffement, barre ou crampes à l'estomac, « papillons dans le ventre », pesanteurs abdominales avec éructations et envie de vomir, diarrhée, constipation, tension vésicale avec besoin fréquent d'uriner. La personne âgée qui souffre de ces symptômes ira souvent consulter son médecin, avec une demande non consciente d'écoute, parfois masquée par une exigence d'examens complémentaires ou de consultations auprès de spécialistes.

3 / Une anxiété idéique avec ses ruminations anxieuses. Ces ruminations sont non verbalisées, ou exprimées avec pudeur et de manière sibylline : « La solitude n'est pas jolie. » La personne âgée fait rarement une demande pour être soulagée de cette souffrance. Tout se passe comme si la personne âgée anxieuse était, honteuse de ses ruminations, embarrassée d'éprouver le besoin de demander une présence qui pourrait faire office d'anxiolytique.

B) *Les attaques de paniques* diminueraient avec l'avance en âge (Weissman), au point d'être parfois passées sous silence dans les études épidémiologiques et les manuels. Elles seraient, en fait, méconnues ou considérées à tort comme des épisodes d'agitation. Le sujet qui appuie de manière itérative sur sa sonnette est plus souvent considéré comme ayant un « trouble du comportement » que comme pouvant souffrir d'une attaque de panique.

2. **La névrose phobique vieillie.** — Deux types d'évolution avec l'âge peuvent s'observer.

1 / La névrose peut se stabiliser avec quelques symptômes résiduels.

2 / Les phobies peuvent s'aggraver par leur intensité et leur nombre. Une agoraphobie peut s'étendre, le périmètre de promenade se restreint à un trajet, puis à une rue pour aboutir à un confinement au domicile. Ces personnes n'appellent pas le médecin. C'est, plus tardivement, des années après la réclusion à domicile, au cours d'un épisode d'angoisse, de fatigue plus marquée voire de dépression, que la personne âgée demande à ce que le médecin effectue une visite à domicile. Elle explique alors son confinement en faisant appel à la crainte d'une chute ou d'une agression (Ey). Une partie des personnes âgées ayant recours à un service d'aide à domicile, pour faire les courses, pourrait ainsi correspondre à des sujets ayant une névrose phobique non diagnostiquée (Bergmann).

3. **La névrose hystérique vieillie.** — Deux types de situations peuvent être rencontrés.

1 / La manière de se comporter au quotidien peut s'aggraver en raison de l'absence d'activités du fait de la mise à la retraite. La majoration de la dramatisation des affects et de l'avidité affective peut rendre ces personnes insupportables. Lorsque l'entourage a pris la fuite ou est décédé, l'anxiété de cette personne âgée peut se démasquer avec parfois l'éclosion d'un état dépressif.

2 / Des épisodes paroxystiques de conversion peuvent survenir. Ces états régressifs aigus ont été bien décrits : état de stupeur, pseudoadynamie, puérilisme aigu, pseudo-mélancolie sensible à l'invigoration (Daumezon), « Certains vieillards peuvent tomber en quelques heures au niveau zéro de la dépendance » (Ferrey – Le Gouès). Des hallucinations sont possibles (McKegney).

4. **La névrose obsessionnelle vieillie.** — Malgré leur souffrance, de nombreux obsessionnels ont avancé en âge et continuent d'avancer en âge, sans qu'ils ne soient jamais allés consulter. La peur du ridicule les a amenés à cacher leur trouble. Seuls leurs proches savent que leur univers est ritualisé. Avec l'avance en âge, la survenue d'une maladie

somatique ou une décompensation* dépressive conduit à l'hospitalisation. C'est alors la famille qui révèle le trouble et la sévérité des handicaps :

Louis, un état de consomption masquant une avance en âge envahie par des rituels. Âgé de 70 ans, il est hospitalisé pour un état cachectique. Sa fille contactée par téléphone a immédiatement accepté de venir à l'hôpital pour parler de la situation de son père. Elle rapporte qu'il n'y a pas eu véritablement d'« épisode actuel », qu'il a pu vivre sans recours à des psychiatres jusqu'à il y a cinq ans malgré la présence d'un univers envahi par de nombreux rituels. Rituels du soir : il préparait la veille sur sa table de nuit tout ce dont il allait avoir besoin le lendemain matin : clés, ticket de RER, rasoir, et même sa tartine beurrée. Rituels concernant les horaires : pour mettre et pour éteindre la télévision, horaires pour se raser, pour se doucher, pour sortir, pour préparer les poubelles vingt-quatre heures à l'avance, pour fermer les volets. Rituels du dimanche : cirer les chaussures, laver sa voiture, ne pas sortir après 17 heures. Rituel avec les boissons : potomanie avec prise de verres remplis à moitié d'eau et à moitié de vin rouge d'une marque bien précise. Rituels concernant les lieux pour uriner : il a toujours uriné dans les lavabos, ou sur certaines dalles de son jardin. Rituels afin d'assurer la régularité de son transit digestif. À l'hôpital, un nouveau rituel est apparu concernant la télévision qu'il ne regarde qu'après s'être installé d'une manière apparemment ridicule : dans le lit, avec, dépassant des draps, sa tête avec des lunettes noires, et ses mains avec des gants de cuir.

L'évolution peut être favorable, marquée par une stéréotypie automatique des rituels donnant le tableau d'une forme « minéralisée » (Ey) sans apparence de la souffrance névrotique. Dans les cas défavorables, les rituels ne suffisent plus à défendre le sujet contre l'angoisse qui devient lancinante. « Le martyre que l'obsédé subit et qu'il s'inflige devient tragique » (Ey).

5. **Les névroses d'involution*, qu'il serait plus juste d'appeler « névroses de révélation tardive ».** — La proposition de cette catégorie est paradoxale. En effet, par définition, les névroses se constituent au début de la vie. Il s'agirait en fait d'états névrotiques, latents à l'âge adulte, bien compensés de manière inconsciente, et dont la révélation se ferait après 65 ans en raison de la rencontre avec un niveau de stress encore jamais rencontré (cf. les événe-

ments de vie et surtout la perception de la proximité de la mort). On peut ainsi imaginer que, lors de l'avance en âge, certaines personnes n'aient pas la capacité de faire face à une charge de stress jamais rencontrée antérieurement. Cette charge viendrait démasquer une vulnérabilité liée à des conflits non conscients survenus dans l'enfance. L'existence de ces « névroses d'involution » reste cependant incertaine. À notre connaissance, il n'a d'ailleurs pas été décrit ni de névrose hystérique d'involution, ni de névrose obsessionnelle d'involution. Par contre, plusieurs tableaux pourraient être rattachés au cadre des névroses d'involution :

A) *Une conversion hystérique* peut survenir pour la première fois chez une personne âgée :

René, l'homme dont les oreilles sifflaient. Âgé de 69 ans, il était gêné, depuis deux ans, par un sifflement au point de consulter un ORL. Les explorations étant négatives, le médecin ORL avait adressé le patient à un neurologue. Un complément d'exploration était aussi revenu négatif. Ce confrère lui dit que je pouvais peut-être l'aider. Fait inhabituel dans ce type de situation, ce patient accepta d'aller consulter le psychiatre. Il était décidé à être soulagé et à comprendre ce qui lui arrivait. Il était convaincu que j'allais trouver la cause de ce sifflement. Plusieurs séances furent consacrées à des séances de remémoration du passé. Lors de l'une d'entre elles, au moment de parler de l'éventuel choc que peut constituer la mise à la retraite, il confia qu'il avait toujours eu le projet de s'intéresser à sa généalogie et qu'il avait mis à profit sa mise à la retraite à l'âge de 65 ans pour commencer des recherches actives. La piste d'une tante l'avait conduit à Toulon. L'employée de mairie qui avait été sollicitée pour donner l'emplacement de la tombe de sa tante lui avait répondu sans précautions particulières : « Mme X..., oui elle est bien enterrée dans le cimetière Y, vous la trouverez dans le carré juif. » Il avait toujours adressé le reproche à son père de lui avoir caché ses ascendances et c'est pour cela qu'il avait développé une curiosité pour sa généalogie. Il avait toujours considéré le silence de son père comme un refus et une forme de manque d'amour. Il réalisa que ce silence était en fait une mesure de protection prise par son père dans les années 1930 pour protéger la famille des persécutions qui commençaient à atteindre les familles juives. Le patient sembla apaisé par sa découverte et ses oreilles cessèrent de siffler. On peut profiter de cette histoire pour faire une mise en garde contre l'interprétation sauvage* qui aurait pu être commise ici : « Vos oreilles sifflent depuis votre passage à la mairie.

Vous avez entendu quelque chose que vous n'étiez pas préparé à entendre. »

Les révélations tardives d'un secret de famille ou d'un passé traumatique ne sont pas exceptionnelles. On peut citer l'histoire de cette femme américaine, politicienne, ministre de Bill Clinton qui dit avoir méconnu toute sa vie son vrai nom et son ascendance juive.

B) *Les névroses d'angoisse d'involution* sont caractérisées par l'importance de l'angoisse transformée et investie dans le corps. Cette angoisse hypochondriaque amène l'intéressé à formuler des plaintes et des inquiétudes concernant son corps. Les prurits, les algies et les troubles fonctionnels digestifs ou urinaires sont des motifs de consultation fréquents. Un certain nombre de ces personnes âgées n'avaient pas antérieurement ce fonctionnement hypochondriaque.

C) *Les névroses phobiques d'involution.* — L'avance en âge comporte l'apparition de situations nouvelles qui peuvent faire l'objet d'un évitement.

Une situation propre à l'avance en âge est la chute. Certaines personnes âgées vont chuter sans que cela modifie leur fonctionnement, d'autres vont développer, sans explication, un évitement de la marche, une « phobie de la marche ». Ce comportement d'évitement injustifié de la marche a été d'abord repéré par les neurologues qui ont parlé d' « astasie-abasie du vieillard », puis par les gériatres qui parlent du « syndrome du fauteuil ». Dans les autres cas où cette peur est justifiée, il est préférable d'utiliser l'expression « pseudophobie de la marche ».

D) *Des états de stress post-traumatique d'involution* spécifiques peuvent être individualisés. La personne âgée est exposée à de nombreux événements de vie difficiles : déménagement, survenue d'une maladie somatique grave, décès du conjoint, agression dans la rue, cambriolage, maltraitance, chute, etc. La confrontation à ces événements peut amener la personne âgée à refuser passivement la poursuite de l'avance en âge. Des désignations controversées ont été proposées pour désigner ces états :

— Le « syndrome de la tortue sur le dos » est une expression qui a été utilisée par un gériatre de Dijon pour décrire l'état de passivité observé chez certaines personnes âgées à la suite d'une chute. Ce syndrome rentre dans le cadre des syndromes post-chute :

La séquence est la suivante : une personne âgée chute. Elle se retrouve au sol. Elle y reste plusieurs heures en pleine lucidité. Elle ne réussit pas à se relever malgré ses efforts (cela nécessite une force et une technique qui manquent parfois à la personne âgée). La personne âgée pense que sa dernière heure est venue. Elle renonce aux efforts pour se relever. Le décès attendu n'arrive pas. La personne âgée est découverte, trop tardivement. Elle est relevée, mais elle va garder un comportement passif, comme si elle avait pris la décision irréversible de renoncer à vivre.

— Le « syndrome de glissement » succède, après un intervalle libre, à un événement de vie (cf. p. 56).

— Le « syndrome de Diogène » est un tableau bien caractérisé (cf. p. 42). Nous l'avons classé dans les psychoses, mais il y aurait autant de raisons de le classer dans les névroses. Pour ces personnes, du fait d'un traumatisme dès l'enfance, une misanthropie de survie aurait été le seul moyen d'adaptation pour survivre. Le prix à payer étant une vie de misanthrope, solitaire, paranoïaque, à l'écart d'un monde considéré comme mauvais et persécutoire.

E) *Troubles anxieux apparaissant lors du passage de la vie à la mort.* — À l'approche de la mort, les personnes âgées peuvent présenter des comportements très divers. Le psychogériatre appelé auprès des patients en fin de vie ne peut qu'être frappé par la variété des comportements face à une mort imminente.

On pourrait séparer trois types de comportements. Certains sujets acceptent cette confrontation, ce passage de la vie à la mort, avec une sérénité authentique. Certains se révoltent ou essaient d'échapper en présentant un état d'agitation anxieuse. Enfin, certains adoptent un comportement consistant à « faire le mort » et à simuler un état de sérénité.

III. — Diagnostic

1. **Arguments cliniques.** — Le diagnostic de névrose va être étayé par l'histoire du sujet recueillie auprès de l'intéressé et par des entretiens avec la famille.

2. **Échelles.** — Il y a peu d'échelles adaptées à la personne âgée (Sheikh).

3. **Examens complémentaires.** — Le but des examens complémentaires est d'écarter une pathologie somatique.

IV. — Les erreurs diagnostiques

1. **Par excès.** — L'erreur consiste à dire « crise d'angoisse » ou « névrosé », alors qu'il s'agit de l'une des six causes suivantes :

A) *Iatrogène.* — Il faut écarter les médicaments pouvant augmenter l'anxiété (Spar et Larue).

B) *Alcool.* — L'alcoolisme est souvent méconnu chez les personnes âgées anxieuses. Il est souhaitable de faire accepter une prise de sang pour doser l'alcoolémie. La majoration de l'anxiété peut être due soit à une alcoolémie plus élevée que d'habitude (ivresse pathologique), soit à un arrêt de l'alcoolisation avec syndrome de sevrage.

C) *Organique.* — La personne âgée anxieuse, en particulier dans les services d'urgence, va avoir du mal à expliquer ce qu'elle ressent. Si son état névrotique est trop apparent, on retiendra de cette personne âgée anxieuse qu'elle est venue pour un état anxieux, alors qu'il s'agit d'une urgence médicale (embolie pulmonaire, infarctus du myocarde indolore, crise d'épilepsie avec manifestations anxieuses et végétatives, etc.), ou d'une urgence chirurgicale (hernie inguinale étranglée, appendicite, etc.).

D) *Démence.* — Avant d'attribuer une difficulté de communication à une histoire névrotique, il est souhaitable de faire l'hypothèse d'un état démentiel infraclinique et de faire accepter la passation d'un MMSE*.

E) *Autre pathologie psychiatrique.* — Le risque serait de dire « anxiété » et de traiter par une benzodiazépine* en laissant évoluer un état dépressif méconnu.

En cas de doute entre un trouble anxieux et un trouble dépressif, certains auteurs recommandent de commencer par une monothérapie anxiolytique. Si les symptômes s'améliorent, ils ne prescrivent pas d'antidépresseur. Nous ne partageons pas cette recommandation car certains états dépressifs anxieux sont initialement améliorés par les benzodiazépines, et le risque de dépendance aux benzodiazépines est majoré par la persistance d'une dépression sous-jacente.

F) *Personne âgée non malade.* — Il ne serait pas souhaitable de poser le diagnostic de névrose pour :

1 / Un état anxieux situationnel normal. Il est normal d'éprouver de l'anxiété dans les situations anxiogènes : visite chez le dentiste, rédaction d'un testament chez le notaire, discussion avec son banquier, etc.

2 / Un état anxieux réactionnel à un événement de vie témoignant d'une difficulté transitoire de l'adaptation au milieu : entrée en maison de retraite, changement de chambre dans une résidence.

3 / Un évitement pseudophobique. Certaines conduites d'évitement ne sont pas obligatoirement des phobies.

Telle personne âgée ayant vraiment un déficit mnésique va éviter la fréquentation des clubs de bridge ou d'autres lieux où elle risquerait d'être confrontée à son handicap. Telle personne âgée ayant un adénome de prostate avec pollakiurie et un périmètre de marche limité va éviter les excursions en groupe avec les clubs du troisième âge car elle risquerait de ralentir la marche du groupe ou de voir son incontinence découverte. Telle personne âgée ayant vraiment des troubles de l'équilibre avec des signes neurologiques après un accident vasculaire cérébral va éviter la marche en terrain difficile.

2. **Par défaut.** — Passer à coté du diagnostic de « névrose » est facile chez une personne âgée car le concept de névrose n'est plus beaucoup utilisé. Les erreurs consistent à dire :

A) *Hypochondrie,* alors qu'il s'agit d'une névrose d'angoisse.

B) *Plainte mnésique,* alors qu'il s'agit d'une amnésie psychogène liée à une conversion hystérique.

Il y a un siècle, un petit nombre de femmes allaient consulter à La Salpêtrière en y présentant des symptômes de conversion épileptiformes qui étaient en conformité avec les informations de l'époque. Aujourd'hui, avec la médiatisation des informations concernant la maladie d'Alzheimer, elles vont s'adresser ou être adressées aux consultations « mémoire ».

C) *Agitation et troubles du comportement,* alors qu'il s'agit d'attaques de panique.

D) *Syndrome du fauteuil,* alors qu'il s'agit d'une névrose phobique.

E) *Absence de trouble,* alors qu'il s'agit d'une névrose obsessionnelle chez un patient ayant peur d'être ridicule s'il confiait l'existence de rituels absurdes.

F) *Femme caractérielle,* alors qu'il s'agit d'une névrose hystérique avec dramatisation des affects.

G) *État régressif et glissement,* alors qu'il faudrait préciser que cet état régressif aigu relève d'une conversion* hystérique.

V. — Évolution

Lorsque la souffrance névrotique n'est pas reconnue, les risques évolutifs sont :

1. **Le passage à une autre névrose.** — Nous l'avons vu plus haut, ce type d'évolution a bien été décrit par Ey et Tyrer.

2. **L'éclosion d'une dépression.** — Tous les états névrotiques peuvent avoir une évolution marquée par une décompensation sur un mode dépressif.

3. **L'apparition d'idées délirantes.** — Cette évolution peu connue est l'objet de débats. Ce type d'évolution atypique est peut-être favorisé par un état démentiel infraclinique. Henri Ey considérait que quelques personnes ayant un état névrotique pouvaient avancer en

âge en s'aggravant avec apparition d'idées délirantes. Il parle même, probablement à tort, de schizophrénie :

« Beaucoup plus rarement le névrosé hystérique "tourne mal" et tombe dans un délire ou une désagrégation schizophrénique. Il arrive aussi que l'obsédé évolue vers le délire de la schizophrénie » (Ey). Ces observations d'Henri Ey, concernant l'histoire naturelle de ces troubles, sont à rapprocher du constat fait par les gériatres, à savoir l'amélioration favorable de certains délires du sujet âgé grâce à un traitement antidépresseur.

4. **Recours et dépendance à l'alcool.** — Le recours à l'alcool comme automédication contre l'anxiété est fréquent. En apparence, la personne âgée va avoir le sentiment que cette automédication est bonne pour elle, d'ailleurs c'était aussi l'opinion des médecins grecs qui recommandaient l'usage du bon vin pour calmer les états anxio-dépressifs. Dans la réalité, la demi-vie de l'alcool étant de six heures, il va apparaître avec un délai de trois à neuf heures après l'ingestion d'alcool un mini-sevrage avec hyper-éveil (et réveil au milieu de la nuit lorsque l'alcool a été ingéré avant l'endormissement), et rebond d'angoisse. Ce rebond d'angoisse conduit l'intéressé à reprendre une dose d'alcool et/ou un médicament anxiolytique/hypnotique. Cette association se potentialise avec un risque d'état confusionnel dont l'histoire suivante rend compte des conséquences possibles :

Victor, l'homme tombé de sa terrasse. Âgé de 79 ans, il avait acquis un petit château sur la Côte d'Azur pour y passer sa retraite. Il avait installé sa chambre au sommet d'une tour dotée d'une terrasse avec vue sur la mer. L'inactivité forcée avait amené une augmentation graduelle de la quantité de vin consommé à table, puis l'adjonction de whisky coupé d'eau en fin de soirée. Des insomnies avec réveil en milieu de nuit étaient apparues. Ces insomnies l'avaient conduit à disposer sur sa table de nuit des médicaments hypnotiques. Une nuit, en plein hiver, son épouse fut réveillée par des râles. Elle découvrit son époux, semi-comateux, gisant immobile sur des dalles de pierre, plusieurs mètres en contrebas de la tour. Conduit à l'hôpital le plus proche, le bilan en réanimation mit en évidence des fractures multiples des membres, du crâne et du rachis. L'alcoolémie était à 1,6 g par litre. La recherche de toxiques confirmait la présence de benzodiazépines.

5. **Recours et dépendance aux benzodiazépines.** — Une dépendance aux benzodiazépines est moins risquée qu'une dépendance à l'alcool mais expose au risque de sédation, de déficit mnésique, de confusion, de chute. Le rebond d'anxiété diurne après la prise d'hypnotiques de demi-vie courte a été discuté et dénommé « anxiété du lendemain » (Adam et Oswald).

6. **Recours et dépendance à une personne ou à un groupe.** — Le **syndrome de captation affective** par une personne tyrannique ou par un groupe ayant une idéologie paralogique de type secte est connu depuis toujours et dans tous les pays.

Justin, ou le syndrome de captation affective par un tiers. Âgé de 81 ans, il n'avait pas réussi à s'adapter après le décès de son épouse. Il avait rencontré une femme, véritable tyran domestique paranoïaque, qui l'avait isolé de sa famille. Justin s'était échappé à plusieurs reprises, mais était retourné de manière compulsive auprès de cette compagne tyrannique... décédée brutalement lors d'une bagarre au cours de laquelle elle s'opposait à la fuite de Justin qui fut retrouvé, errant, dans un état stuporeux.

Justine, ou le syndrome de captation affective par un groupe. Âgée de 68 ans, elle a adhéré à une secte qui l'a conduite à s'isoler de sa famille jusqu'à une mort par suicide.

VI. — Traitements

Il peut associer un médicament, des mesures dirigées sur des facteurs spécifiques, une relation d'aide et des actions concernant l'environnement.

1. **Anxiolytique.** — Ce n'est pas toujours le traitement le plus adapté. Il faut utiliser une benzodiazépine à la dose la plus faible qui soit (pour éviter le risque de sédation), pendant la période la plus courte qui soit (pour éviter le risque de dépendance). C'est ce que l'on appelle des cures courtes. On peut ainsi éduquer le patient à recourir aux anxiolytiques de cette manière. Parfois le sujet réclame une action immédiate, on peut alors proposer le recours à l'administration par voie sublinguale.

Cette voie permet de n'utiliser qu'une très faible dose qui est immédiatement efficace.

2. **Un antidépresseur.** — Il est indiqué comme traitement de fond des attaques de panique et du trouble obsessionnel. Il a aussi été proposé récemment comme traitement de l'anxiété généralisée (Rickels).

3. **Traitements des facteurs qui ont pu favoriser l'aggravation.**

4. **La relation d'aide.** — Il faut savoir redonner à la personne âgée une confiance dans ses capacités à surmonter une période de crise. Peter Tyrer incite les personnes âgées à se débrouiller seules, sans l'aide d'un médecin. En caricaturant ses propos, il dit à peu près ceci aux personnes âgées en difficultés : « Vous avez les capacités de surmonter l'épreuve que vous traversez. Si vous n'y arrivez pas, revenez me voir dans un mois. On verra alors ce que je peux vous proposer pour vous aider. »

5. **Psychothérapies** (cf. le traitement des dépressions).

Chapitre II

LES TROUBLES PSYCHOTIQUES DES PERSONNES ÂGÉES

Une psychose est un état de souffrance psychologique dont le sujet a peu conscience. Les principaux symptômes psychotiques sont les idées délirantes et les hallucinations. Ces symptômes sont fréquents chez les personnes âgées, mais il y a paradoxalement peu de publications sur ce sujet (Katona et Levy). Les psychoses des personnes âgées constituent un ensemble hétérogène composé de trois groupes :

— Les états confuso-délirants aigus dus à une urgence somatique ou à un état démentiel (cf. chap. IV) ;
— Les délires apparus à l'âge adulte qui ont « vieilli » avec l'avance en âge des patients ;
— Les délires d'apparition tardive qui ont souvent une fonction majeure en tant que mécanisme de défense et qui peuvent évoluer favorablement sous antidépresseurs.

I. — Les délires schizophréniques vieillis

1. **Épidémiologie.** — Le taux de personnes ayant un trouble schizophrénique chez les plus de 65 ans serait de l'ordre de 0,1 %. Sachant que le taux chez l'adulte est de 1 %, on est amené à penser que 90 % des personnes ayant un trouble schizophrénique seraient perdus de vue au cours de leur avance en âge.

2. **Facteurs pouvant expliquer la rareté des schizophrénies diagnostiquées chez les personnes âgées.** — Plusieurs facteurs peuvent être discutés.

— L'absence d'apparition de nouveaux cas. Les troubles schizophréniques sont des troubles apparaissant chez l'adolescent et l'adulte jeune. Il n'y a probablement pas d'apparition de nouveaux cas après l'âge de 65 ans.

— Une surmortalité des sujets schizophrènes. Cette surmortalité n'est pas seulement due à la fréquence du taux de suicide (15 % de ces patients se suicident).

— Une majoration de la réticence liée à l'âge. La réticence est l'un des symptômes les plus importants des états psychotiques. Il est probable qu'une partie des personnes âgées considérées comme « méfiantes » correspond en fait à des malades dont le seul symptôme apparent est la réticence.

— Un effet de masque lié à l'existence d'un état démentiel associé. La présence d'une démence sénile peut venir masquer un trouble schizophrénique.

— L'évolution favorable avec l'avance en âge de certains patients ayant un trouble schizophrénique. Cette évolution favorable ne laisse plus que des symptômes résiduels. Le trouble schizophrénique peut alors ne plus être repérable. Dans une maison de retraite, ou dans une cité, rien ne permet de repérer une personne âgée ayant un trouble schizophrénique stabilisé, sauf peut-être une apparence bizarre et originale mise sur le compte de l'âge ou de la personnalité.

— La rupture du suivi avec les psychiatres. Certains patients vont quitter le suivi auprès du psychiatre. Ils vont préférer être suivis par des généralistes. Puis ils ne seront plus suivis du tout. Les psychiatres ne pourront donc pas apporter le dossier psychiatrique. Les généralistes, s'ils ont encore en mémoire le passé des hospitalisations en psychiatrie plusieurs décades auparavant, vont peut-être l'omettre dans leur demande pour obtenir un lieu de fin de vie. La famille qui pourrait, elle aussi, fournir les antécédents psychiatriques a disparu ou garde le silence pour éviter un transfert en psychiatrie.

3. **Présentations cliniques.** — Un repli sur soi, un isolement, une pauvreté de contact, une réticence : tous ces troubles du comportement sont autant de symptômes qui

peuvent faire évoquer un déficit schizophrénique. Quelques gériatres ont ainsi eu la surprise de voir « s'éveiller » avec une très faible dose d'un neuroleptique désinhibiteur des patients considérés comme déments. Dans cette tranche d'âge rien ne ressemble plus à une personne démente qu'une personne ayant depuis 50 ans une « démence précoce ». L'expression « démence précoce » a été utilisée jusqu'en 1911. C'est la date à laquelle Bleuler a proposé, en remplacement, le terme de « schizophrénie ».

La schizophrénie – « démence précoce » – ne protège pas de la maladie d'Alzheimer – « démence sénile ». La fréquence d'une démence étant presque de 30 % à 85 ans, il est statistiquement attendu de trouver une démence de type Alzheimer chez un schizophrène sur trois. Curieusement, bien que nous l'ayons observé dans la pratique psychogériatrique quotidienne, cette entité de « double démence » (précoce et sénile) n'a encore jamais été publiée.

II. — Les délires non schizophréniques

1. **Psychose hallucinatoire chronique vieillie (PHC).** — Il s'agit de personnes souffrant d'hallucinations survenues au terme de l'évolution d'un processus décrit et dénommé « automatisme mental » par de Clérambault. Au stade des hallucinations, les patients donnent une signification persécutoire à ce qu'ils perçoivent : les paroles entendues sont des insultes ; les odeurs perçues sont des gaz toxiques envoyés par les voisins ; les saveurs des aliments sont liées à des poisons introduits dans leur alimentation. Avec l'avance en âge, ils font partie des personnes âgées qui vont se plaindre au commissariat. La PHC est une catégorie diagnostique spécifiquement française, et qui reste controversée. Pour les auteurs américains, ce type de patients aurait en fait un trouble schizophrénique.

Les voix me disent : « Putain, salope, tu pues »

2. **Paraphrénie vieillie.** — Il s'agit de personnes qui restent bien adaptées à la réalité malgré la présence d'un

délire caractérisé par l'absence de réticence. Les idées délirantes sont verbalisées facilement. Les thèmes sont produits par un mécanisme imaginatif. Les idées délirantes sont fantastiques, agréables à écouter, d'une tonalité plutôt gaie. Le degré de conviction du patient à ces idées délirantes est faible. Le discours apparaît comme un roman délirant qui n'est pas la source, ni d'un handicap, ni d'un trouble du comportement. Pour certains auteurs et pour les Américains la paraphrénie est une forme clinique et évolutive favorable d'un trouble schizophrénique.

« Je suis Olaf, le descendant des Vikings. Je suis immunisé contre les poisons, je suis un descendant des Borgia. »

3. **Les délires paranoïaques vieillis.** — Il s'agit de personnes ayant des idées délirantes paralogiques*. Avec l'avance en âge deux types d'évolution sont possibles :

— Certains paranoïaques continuent à délirer sur le même thème unique, sur un seul secteur de la réalité. Il s'agit des paranoïas passionnelles (jalousie, érotomanie) et des paranoïas de revendication (quérulents processifs, promoteur d'inventions paralogiques, tenants d'une idéologie paralogique). Le système paralogique peut continuer à fonctionner jusqu'à la fin de la vie. Ces personnes sont souvent identifiées comme malades, tyrans domestiques, inventeurs fous, idéalistes passionnés. Parfois la personne s'exprime sans passion excessive, le discours reste tranquille et cohérent. L'idée peut apparaître plausible aux yeux des autres. Il est alors possible de voir ces patients avancer en âge en « contaminant » une autre personne (délire à deux) ou tout un groupe (village, communauté, secte). Mais, en cas d'échec, le risque est la décompensation sur un mode dépressif avec un risque élevé de suicide, parfois précédé d'un homicide sur la personne vécue comme persécutrice. L'un des risques de la relation d'aide avec les paranoïaques persécutés est de devenir le persécuteur désigné : « Le persécuté devient persécuteur. » Le rappel ou le recours à la loi sont une aide pour que des limites soient posées, de manière non dangereuse pour le soignant qui peut ainsi garder sa fonction de soignant.

— D'autres paranoïas commencent aussi par une idée délirante unique. Mais, avec l'écoulement du temps, ce système ne va pas bien fonctionner. Les idées délirantes vont s'ajouter les unes aux autres, envahissant tous les secteurs de la réalité qui est infiltrée par un réseau d'idées délirantes. Ces délires en réseau ont aussi été appelés « folies raisonnantes » : persécution, mégalomanie, filiation, etc. L'évolution se fait vers la perte de la plausibilité des idées exprimées. La personne s'exprime de manière passionnée, le discours devient incohérent : de paranoïaque, plausible, le délire est devenu incohérent, paranoïde. Ces cas de passage du délire paranoïaque au délire paranoïde font discuter une forme clinique et évolutive de schizophrénie. Ils pourraient amener les psychogériatres à se demander si un délire paranoïaque ne serait pas un mécanisme de défense contre un trouble dissociatif de type schizophrénique. Un trouble paranoïaque serait chez les personnes âgées l'un des nombreux phénotypes des troubles schizophréniques.

III. — Les délires d'apparition tardive

1. **Les délires aigus d'apparition tardive.** — Le concept de bouffée délirante aiguë n'est pas utilisé chez les personnes âgées. Un délire aigu se rencontre dans trois contextes : un état confuso-délirant (cf. le chapitre sur les confusions), un délire chez un dément, (cf. le chapitre sur les démences), un trouble de l'humeur délirant (cf. le chapitre sur les dépressions).

2. **Les délires chroniques d'apparition tardive.** — Ils existent, mais ils sont rares. Leuchter et Spar, sur un total de plus de 800 admissions consécutives dans une unité universitaire de psychogériatrie, ont relevé 8 % de délires apparus après l'âge de 65 ans.

A) *Les tableaux cliniques* sont multiples, il y aurait presque autant de délires qu'il y a de délirants. Pour certains auteurs, les points communs les plus souvent retrouvés seraient :

— des thèmes persécutoires et hypochondriaques ;
— des mécanismes interprétatifs, imaginatifs, ou hallucinatoires ;
— une organisation plutôt systématisée ;
— une conviction aux idées délirantes qui est parfois forte. Cette conviction peut entraîner une attitude hostile, une attitude d'opposition et de refus, une agitation violente. Le patient peut aussi aller jusqu'à déposer des plaintes à son commissariat de quartier, ou au procureur de la République.

B) *Les catégories auxquelles on pourrait rattacher ces troubles sont débattues :*

— paranoïa d'apparition tardive ;
— paraphrénie d'apparition tardive ;
— psychose hallucinatoire d'apparition tardive ;
— schizophrénie d'apparition tardive.

C) *Une autre approche est de considérer que l'éclosion des délires tardifs serait multifactorielle.*

1 / Certains facteurs n'apportent rien sur un plan thérapeutique :

— un événement de vie récent : décès du conjoint, etc. ;
— des traits de personnalité : un caractère timide, évitant, narcissique ;
— des éléments biographiques : une carence affective dans l'enfance, des traumatismes de l'enfance, une stérilité ;
— un état démentiel. Un déficit mnésique pourrait entraîner une fabulation délirante :

L'exemple cité le plus fréquemment est celui d'un objet déplacé par l'intéressé. La découverte de cet objet oublié dans un lieu inattendu, associé à une note persécutoire, suffirait à transformer un simple oubli à mesure en une idée délirante. L'idée délirante est l'existence d'un persécuteur qui aurait fait intrusion dans le domicile pour déplacer des objets ou pour les dérober.

2 / D'autres facteurs sont intéressants car leur mise en évidence a parfois des conséquences thérapeutiques pouvant permettre une évolution favorable :

— *des médicaments* peuvent favoriser l'éclosion d'un délire ou d'hallucinations, par accumulation et surdosage, ou par un mécanisme de sevrage (delirium après arrêt d'une benzodiazépine) ;
— *une alcoolisation* et surtout les carences vitaminiques associées ;
— *l'affaiblissement des cinq sens.* La privation d'une perception sensorielle peut entraîner une hallucination. Voici trois exemples :

L'amputation d'un membre peut entraîner la perception, hallucinatoire, d'une douleur dans le membre disparu (syndrome du membre fantôme).

La privation transitoire de la vue après une intervention ophtalmologique peut favoriser la perception, hallucinatoire, d'images (syndrome du bandeau). La baisse chronique d'acuité visuelle chez des patients ayant un glaucome ou une cataracte peut entraîner des hallucinations visuelles qui sont le plus souvent des petits personnages (syndrome de Charles Bonnet). Le port de lunettes ou une intervention ophtalmologique sont parfois des mesures plus adaptées que la prescription de neuroleptiques.

La baisse d'acuité auditive pourrait favoriser la perception, hallucinatoire, de voix. Les recours à des amplificateurs de voix sont les bienvenus (les choisir de bonne taille et solides, plutôt que petits, fragiles et sifflants).

— *L'isolement et la solitude.* Délirer serait une manière de ne plus être seul. Ces délires seraient des mécanismes de défense, ils auraient une valeur adaptative. Il faut donc savoir respecter certains délires ou en tout cas ne pas vouloir les faire disparaître complètement. Les neuroleptiques sont donc à éviter ou à utiliser à très faible dose en ayant pour objectif l'atténuation des troubles du comportement et non pas la disparition des idées délirantes. Par contre, les mesures visant à diminuer l'isolement sont les bienvenues.

— *Un état dépressif.* Selon les gériatres, la moitié des états délirants tardifs serait transformée par la prescription d'un antidépresseur. Dans ces dépressions délirantes la tristesse est masquée par l'hostilité.

— *Un état maniaque.* Une agitation incessante avec agressivité peut y faire penser.

3. **Les modes de vie délirants d'apparition tardive.** — Ce type de patients a été observé depuis l'Antiquité. Diogène est le cas le plus connu, mais l'appellation « syndrome de Diogène » est récente (1975). Auparavant Dupré avait utilisé l'expression « mendiants thésauriseurs ». D'autres appellations étaient utilisées selon les pays comme *behavioral regression* aux États-Unis et *social breakdown syndrome* en Grande-Bretagne. Le SBS défini en 1966 par Gruenberg décrivait des personnes âgées devenues isolées socialement et pouvant présenter en outre des troubles du comportement. Le SBS était considéré comme l'aboutissement de l'interaction entre de nombreux facteurs : sociaux, psychologiques, médicaux. Seuls 15 % des SBS présentaient une démence (probablement le même taux que dans la population du même âge). Par contre, était mis en évidence un nombre élevé de personnalités agressives et ayant une propension à des attitudes de retrait. Depuis 1975, c'est la dénomination « syndrome de Diogène » qui est utilisée pour désigner les tableaux cliniques des sujets âgés qui se « négligent » sur le lieu de leur domicile transformé en une vaste poubelle dont l'odeur amène l'intervention des services de salubrité. Dans la plupart de ces cas, on peut repérer les traits d'une personnalité paranoïaque. Le syndrome de Diogène pourrait être considéré non pas comme un délire paranoïaque, mais comme un mode de vie délirant. Il pourrait s'agir soit d'une « névrose grave », soit de l'un des phénotypes d'un trouble schizophrénique peu sévère. Une femme âgée se déclarant « enfant posthume » et ayant un syndrome de Diogène a été récemment hospitalisée dans notre unité, où par coïncidence son père avait été hospitalisé quatre-vingts ans auparavant, presque dans la même chambre, pour un trouble schizophrénique.

Il s'agit de personnes âgées vivant recluses à leur domicile qui est progressivement devenu un blockhaus. Le ravitaillement alimentaire est assuré par une personne du voisinage qui œuvre par compassion. Après plusieurs années un signalement est fait par le voisinage en raison de mauvaises odeurs. Lorsque les services d'hygiène interviennent, ils découvrent en général un domicile qui dégage une odeur pestilentielle, les w.-c. et l'évier sont bouchés, les ordures et les excréments jonchent le sol qui n'est plus visible. De multiples objets hétéroclites sont entassés. Le sommier et le matelas sont défoncés. Un fauteuil fait souvent office de lit. Les cafards et les rats partagent le domicile. L'examen de l'intéressé montre une personne âgée dénutrie, en état d'incurie et souvent délirante. Ce délire peut être dû à de nombreuses causes (cf. le chapitre sur les psychoses), la dépression est l'une de ces causes. Parfois un état démentiel est repérable. Dans la plupart des cas, aucune pathologie caractérisée n'apparaît. On peut alors se souvenir que l'une des caractéristiques du trouble paranoïaque est de ne pas se remarquer. Les « Diogène » ont souvent un trouble paranoïaque aggravé par un état dépressif ayant abouti à un retrait du monde basé sur une philosophie paralogique de la vie (survie misanthropique).

IV. — **Diagnostic**

1. **Arguments cliniques.** — La recherche des causes d'un état délirant va être étayée ; par l'observation du patient, tant par le médecin que par les infirmières ; par l'histoire du sujet recueillie auprès de l'intéressé ; par des entretiens avec la famille et les médecins intervenus antérieurement ; par la recherche toujours longue et difficile d'anciens comptes rendus d'hospitalisations ; par l'enquête qui essaie de reconstituer la nature des médicaments pris antérieurement ; par la recherche de pathologies somatiques associées ; par un examen neurologique axé sur la recherche de signes frontaux ; par une évaluation des performances cognitives en sachant qu'un score bas au MMSE* peut être dû aussi bien à une démence qu'à une cause de pseudo-démence.

2. **Échelles.** — Il n'y a pas à notre connaissance d'échelle de délire adaptée à la personne âgée.

3. **Examens complémentaires.** — Le but des examens complémentaires est d'écarter une pathologie somatique,

une cause de confusion, une intoxication médicamenteuse. Rappelons ici que l'électroencéphalogramme n'est pas assez souvent pratiqué. Des états confuso-délirants et des délires à éclipses sont parfois dus à des crises d'épilepsie sans convulsion.

V. — Les erreurs diagnostiques

1. **Par excès.** — L'erreur consiste à dire « délire » alors qu'il s'agit de l'une des six causes suivantes.

A) *Iatrogène.* — Des médicaments peuvent favoriser l'éclosion d'un délire, d'un état confuso-délirant. Le délire peut survenir du fait d'un surdosage ou d'un sevrage. L'exemple classique est l'arrêt brutal d'une benzodiazépine.

Émilie, un comportement délirant lié à l'arrêt brutal d'un anxiolytique. Âgée de 82 ans, elle présentait depuis un mois des troubles du comportement. Au cours de l'un de ces épisodes, à 4 heures du matin elle va exiger de ses voisins de palier qu'un petit déjeuner lui soit servi. Elle se croit dans l'hôtel de la Côte d'Azur où elle a l'habitude de passer ses vacances. Le médecin de famille évoque un délire entrant dans le cadre d'un début de démence sénile. Lors de la consultation de psychogériatrie, elle apparaît calme, ni délirante, ni confuse, ni démente. Le MMSE est à 30/30. On apprend qu'elle prenait depuis plus de vingt ans, chaque soir, une benzodiazépine. Un mois auparavant, ce comprimé avait été arrêté brutalement, remplacé par un neuroleptique.

B) *Alcool.* — L'alcoolisme est méconnu chez les personnes âgées délirantes et confuso-délirantes. Il est souhaitable de faire accepter une prise de sang pour doser l'alcoolémie.

Albert, un délire fantastique cachant une crise d'épilepsie nocturne et un passé récent d'hydratation exclusive à la bière. Âgé de 67 ans, il est arrivé aux urgences d'un hôpital général à 4 heures du matin. Il a été amené par le SAMU qui est reparti très vite pour une autre intervention. L'épouse a expliqué que son mari avait fait une « crise » en pleine nuit. Il est sale, très mal rasé, il ne sent pas bon. Aux questions de l'interne qui recherche une désorientation temporo-spatiale il répond qu'il sait parfaitement où il est et qui il est : « Je suis né à Zanzibar, j'habite rue de l'Asile Popincourt, j'ai 100 ans, je suis de sexe féminin, nous sommes au Paradis. » Ces propos tenus tranquillement sont mis sur le compte d'un délire paraphrénique chronique et il est adressé dans un service de psychiatrie. L'épouse est présente et elle précise que depuis plusieurs semaines les propos de son mari correspondent à une intrication d'éléments de la réalité et d'éléments délirants. Elle révèle que son mari ne sortait plus, qu'il ne mangeait plus et qu'elle était obligée de l'hydrater à la bière en utilisant un canard. La « crise » survenue en pleine nuit n'était pas une crise de délire mais une crise d'épilepsie : « J'ai été réveillée par un cri. Il a poussé un râle, il était tout mou, j'ai cru qu'il était mort. » Elle confirme que son mari est bien né en Afrique, qu'il était colon, qu'il buvait déjà beaucoup en Afrique et que cela s'était aggravé depuis qu'il avait dû gagner la France lors de la décolonisation. Le bilan a montré la sévérité de la maladie alcoolique. Le patient a complètement récupéré de ce qui était un état confusionnel, post-critique, associé à un début d'encéphalopathie carentielle alcoolique.

Albertine, l'alcoolisme féminin caché avec des hallucinations imputées à tort à une psychose hallucinatoire chronique. Âgée de 68 ans, sans passé psychiatrique, elle avait depuis trois ans des épisodes hallucinatoires. Elle adhérait à ces hallucinations qui étaient la source d'épisodes d'errance nocturne avec hurlements dans son quartier. Devant ces hallucinations chroniques, les psychiatres qui s'en occupaient en ambulatoire avaient posé le diagnostic de PHC. Lors d'un nième épisode elle a été hospitalisée avec un tableau ressemblant à une mélancolie délirante avec hallucinations. Nous avons posé le diagnostic d'état dépressif venant compliquer l'évolution d'une PHC. La patiente est décédée en moins de soixante-douze heures après un début de traitement associant neuroleptique et antidépresseur. L'autopsie a révélé une encéphalopathie alcoolique. Un traitement associant des vitamines, une benzodiazépine et une hydratation aurait peut-être permis d'éviter ce décès.

C) *Organique.* — Deux erreurs sont habituelles.

1 / Aphasie et délire. Il est facile de prendre les propos incohérents d'un aphasique pour les propos d'un délirant. La conséquence très dommageable serait d'adresser ce patient, supposé délirant, dans un service de psychiatrie. Plus le sujet aphasique comprend qu'il est considéré comme un délirant, plus il va essayer de parler pour rétablir la réalité. Plus il parle de manière incohérente, plus il est considéré comme un agité délirant et... plus il va s'agiter.

2 / Confusion et délire. Beaucoup de syndromes confusionnels sont en fait confuso-délirants ou confuso-

oniriques. Lorsque la note confusionnelle est à l'arrière-plan, il est facile de prendre un délire ou des hallucinations pour les symptômes d'une pathologie psychiatrique que l'on va adresser en psychiatrie en méconnaissant ainsi une pathologie organique (cf. la liste des causes au chapitre des états confusionnels).

Alphonse, l'ancien garçon de cirque et la neurosyphilis. Il est âgé de 68 ans, sans domicile fixe. Il est hospitalisé sur demande d'un tiers après une bagarre dans un café dont il a du mal à expliquer les raisons. Ses propos incohérents sont mis sur le compte d'un délire. L'aggravation sous neuroleptiques amène à remettre en question le diagnostic. On remarque alors la sévérité des troubles de mémoire. On entend la dysarthrie. Le tremblement lors de l'écriture est évident. Les examens complémentaires à la recherche d'une étiologie sont tous négatifs, sauf la sérologie de la syphilis. La ponction lombaire met en évidence une méningite lymphocytaire. Le diagnostic de neurosyphilis est posé. Les neuroleptiques sont arrêtés et remplacés par de la pénicilline. Le patient retrouve un langage cohérent et une bonne mémoire avec un MMSE à 30/30. Il révèle alors qu'il était orphelin, élevé par des familles d'accueil. À l'âge de 18 ans, lors du passage d'un cirque, il est devenu garçon de cirque. Pendant plus de quarante ans il est allé de ville en ville, de prostituée en prostituée, sans soins médicaux suivis.

D) *Démence.* — Un état démentiel peut passer inaperçu alors qu'un délire peut s'exprimer bruyamment et être au premier plan. Avant d'attribuer un délire à une pathologie mentale, il est souhaitable de faire l'hypothèse d'un état démentiel infra-clinique et de faire accepter la passation d'un MMSE.

E) *Autre pathologie psychiatrique.* — Les symptômes d'un état dépressif peuvent être masqués par des idées délirantes. Le risque ici serait de laisser évoluer un état dépressif en ne le traitant que par des neuroleptiques.

Henriette, l'incurie, l'incendie, et la plainte auprès du procureur. Âgée de 69 ans, elle avait été hospitalisée en raison d'un début d'incendie à son domicile au cours duquel elle avait été brûlée superficiellement. Elle était considérée depuis vingt ans comme une délirante paranoïaque et vivait à son domicile dans un état d'incurie. Tabagique, le feu avait pris car elle avait laissé tomber un mégot sur le sol jonché de papiers. Elle avait exigé son retour à domicile. Celui-ci risquait de nouveau d'aboutir à des conséquences dommageables tant pour l'intéressée que pour le voisinage. Elle refusait l'aide d'une association de maintien à domicile « parce qu'ils étaient Juifs ». Elle ne voulait pas l'aide du médecin « parce qu'il ne soignait pas ses varices ». Elle refusait l'adaptation du traitement médicamenteux proposé par le psychiatre. Nous l'avions averti que, si elle ne respectait pas un minimum de règles concernant le domicile, l'hygiène et les médicaments, nous serions alors dans l'obligation de signaler au procureur la situation de danger pour elle et pour les autres. Elle nous avait alors devancés en envoyant une lettre de plainte au procureur de la République. Avec l'aide de ce dernier, elle a alors accepté un minimum de règles dont la prise de médicaments comportant une faible dose d'un traitement neuroleptique et un traitement antidépresseur. La qualité relationnelle a été transformée. La patiente garde une personnalité forte mais accepte maintenant l'aide de ceux qui lui permettent de rester à son domicile.

F) *Personne âgée non malade.* — Il n'est pas normal d'entendre des voix, mais il est possible d'entendre des « pseudo-hallucinations », caractérisées par le fait que le sujet a conscience que ce qu'il entend ne correspond pas à la réalité. On peut ainsi signaler la fréquence des pseudo-hallucinations du deuil à type de rendez-vous hallucinatoire agréable avec le conjoint disparu. Au Japon, ces hallucinations seraient culturellement admises et seraient d'autant plus fréquentes que le mariage a été long et heureux. Ces hallucinations sont méconnues en Occident, soit parce qu'il n'est pas culturellement admis de se laisser aller à délirer, soit parce que les personnes âgées n'en parlent pas de peur de passer pour malade mental (Grimby).

Odette, et la perception des voix des disparus. Elle est âgée de 68 ans. Son père est décédé précocement. Elle est restée auprès de sa mère pendant plus de trente ans. Après le décès de sa mère, elle poursuit son avance en âge, seule dans le même domicile familial. Elle sait qu'elle n'est pas hallucinée, mais elle connaît bien un phénomène qui survient lors de circonstances qui rappellent le passé. Elle rapporte deux exemples : « Il m'arrive de rejoindre la pensée de maman. Lorsque j'entends une publicité à la télévision dont le numéro de téléphone se termine par 3-2-1, j'entends alors la voix de maman qui ajoute – zéro –, elle avait cette habitude. » « Il m'arrive aussi d'entendre mon père quand je suis aux prises avec la panne d'un appareil électroménager. Je l'entends me dire – ne force pas, cherche à comprendre. »

2. **Par défaut.** — Passer à côté du diagnostic de délire est possible. Cette erreur devient même hautement probable lorsqu'il existe un état démentiel associé. Les erreurs consistent à dire :

A) *Dément* alors qu'il s'agit d'un déficit schizophrénique de type hébéphrénique.

B) *Dément* alors qu'il s'agit d'un trouble de l'humeur délirant.

VI. — Traitements

Il peut associer un médicament, des mesures dirigées sur des facteurs spécifiques, une relation d'aide et des actions concernant l'environnement.

1. **Neuroleptique.** — Ce n'est pas toujours le traitement le plus adapté. Il faut utiliser une faible dose d'un neuroleptique (pour éviter un syndrome parkinsonien), si possible n'ayant pas de composante anticholinergique (pour éviter une confusion).

Initialement la dose est habituellement le dixième de la dose utilisée chez l'adulte jeune. Lorsque ce traitement est efficace, il est souhaitable de remettre ultérieurement en question la poursuite de la prescription. Parfois on peut diminuer puis arrêter le neuroleptique. Mais, dans les cas où il s'agit d'une psychose chronique, il faut savoir maintenir une très faible dose au long cours afin de diminuer le risque d'une nouvelle aggravation.

2. **Traitements des facteurs qui ont pu favoriser l'éclosion du délire.** — Les propositions thérapeutiques peuvent être :

1 / La chasse à un anticholinergique caché.
2 / La reprise d'une benzodiazépine retirée antérieurement.
3 / Une vitaminothérapie.

4 / Le port d'une prothèse ou une intervention pour diminuer un handicap visuel ou auditif.
5 / Un test d'épreuve par un antidépresseur.

3. **La relation d'aide** avec un délirant âgé est particulièrement délicate lorsque le délirant demande une aide motivée par son délire. L'entourage d'une personne âgée délirante peut adopter cinq attitudes, dont deux seulement peuvent contribuer à apaiser le patient délirant :

1 / Il faut éviter de contrer le délirant, car il ne nous considérera plus comme une personne pouvant l'aider.
2 / Il faut éviter d'accepter de partager son délire car le délire va augmenter et il se demandera pourquoi certains soignants mettent en doute ses idées et d'autres pas.
3 / Il est possible de faire le mort, c'est-à-dire de faire comme si l'on n'avait pas entendu les propos délirants *(playing dead)*.
4 / Il est possible de « rester à côté », sans prendre parti : « Ce que vous me dites, ce que vous me demandez de faire, est compliqué. »
5 / Une autre position également possible est de dire « Je vous comprends, je comprends vos idées, mais je ne les partage pas complètement » *(respectful disagreement)*.

Chapitre III

LES DÉPRESSIONS DES PERSONNES ÂGÉES

Les névroses et les psychoses des personnes âgées sont des domaines débattus, peu connus, à mieux connaître (cf. chap. I et II). Ce n'est plus le cas des dépressions des personnes âgées qui font maintenant l'objet de plusieurs consensus, dont celui du National Institute of Health, avec des recommandations correspondant à des zones de certitudes : les dépressions du sujet âgé ne sont pas faciles à repérer, mais elles sont les troubles psychiatriques les plus accessibles à des soins. Les efforts pour améliorer leur dépistage devraient être poursuivis pour améliorer la qualité de vie et diminuer le nombre de suicide des personnes âgées (cf. chap. VI, § VIII).

I. — **Fréquence**

Quelle est la fréquence des états dépressifs chez les personnes âgées ? Les dépressions sévères ne seraient pas plus fréquentes que chez l'adulte jeune, mais il y aurait une augmentation de fréquence des autres états dépressifs. 5 à 65 % des personnes âgées seraient déprimées. La disparité de ces chiffres est due à l'instrument de mesure utilisé, au seuil à partir duquel on va considérer qu'un état dépressif est présent, à la catégorie d'âge, au sexe, et surtout au lieu dans lequel les personnes âgées vivent.

À domicile, si l'on retient exclusivement les personnes ayant les critères d'un état dépressif majeur d'intensité sévère, le chiffre est de 5 %. On peut y ajouter les états dépressifs névrotiques qui représentent 10 % des personnes âgées. On obtient alors le chiffre de 15 %. Il y a un consensus international pour considérer que 15 % des personnes de plus de 65 ans vivant à leur domicile ont un état dépressif. Dans certains longs séjours gériatriques, particulièrement attentifs au dépistage des états dépressifs, le chiffre de 65 % est atteint si l'on se réfère au pourcentage de personnes recevant un antidépresseur.

II. — Les symptômes

Plus le sujet est âgé, plus il est difficile de faire la part du normal et du pathologique car les plaintes usuelles liées à l'âge sont intriquées avec les symptômes dépressifs :

L'insomnie, avec un réveil vers 2-3 heures du matin, est mise sur le compte d'un sommeil fragmenté, banal chez le sujet âgé.

La perte d'appétit et la perte de poids vont être attribuées à tort au grand âge plutôt qu'à un état dépressif.

Beaucoup de sujets âgés négligent les courses et les achats au marché. Ils perdent l'habitude de faire l'effort de mettre la table. Ils n'ont plus de plaisir à préparer les repas. Trop souvent, ils mangent sur un coin de table un semblant de repas stéréotypé, à base de conserves, déséquilibré, pauvre en vitamines. Un mauvais état dentaire contraint parfois le sujet à ne consommer que des aliments semi-liquides.

Les plaintes mnésiques risquent d'être imputées, soit à un oubli bénin, soit à un début de détérioration de type Alzheimer.

Les plaintes hypochondriaques sont extrêmement fréquentes chez les personnes âgées qui investissent un ou plusieurs organes en désinvestissant globalement leur corps dont elles ne s'occupent plus (Guedeney). Ces plaintes hypochondriaques, par leur caractère plaintif, répétitif, épuisant, apparemment dénué de sens, sont banalisées et sont la source de contre attitudes négatives.

L'angoisse, lorsqu'elle est majeure, est facilement reconnue et peut être imputée par exemple à une agitation anxieuse mélancolique, mais elle peut être masquée et faire penser à tort à une agitation hostile chez un vieillard caractériel.

L'anxiété idéique éprouvée est parfois exprimée, mais avec plus de réticence et de manière plus allusive que chez l'adulte jeune. Tout se passerait comme si un âge avancé et la proximité de la mort rendaient encore plus difficile l'aveu de ce qui est vécu comme une faiblesse :

« La solitude n'est pas jolie... »

La tristesse du sujet âgé peut n'être pas ressentie :

« Non, je ne suis pas triste... c'est très physique, ce n'est pas moral... je ne pleure pas. »

Elle peut ressembler à son opposé, c'est-à-dire à une anesthésie affective avec une incapacité de pleurer et d'éprouver de la joie et de la peine. Cette apparence risque de faire penser, à tort, à la sagesse et à la sérénité du grand âge.

Parfois la tristesse est exprimée sur un mode délirant. Elle fait alors évoquer un syndrome de Cotard* :

« Je ne suis pas triste, mes larmes sont des larmes artificielles, je pleure des larmes de sang. »

L'humeur est parfois même paradoxalement gaie :

« Ce matin j'ai fait une blague à une infirmière. »

La conservation partielle de la capacité à éprouver de la joie peut même se traduire par un sourire pendant l'entretien. L'humeur peut varier d'une minute à l'autre, d'un jour à l'autre, d'une semaine à l'autre. Il faut savoir évoquer un état mixte de l'humeur ou un trouble cyclothymique devant les propos suivants :

« Je suis comme un poisson, je monte et je descends, je suis d'une nature joyeuse, avec des jours une envie de pleurer sans savoir pourquoi. » « Lorsque je ne chante plus, c'est que je déchante. »

Les idées suicidaires. Les personnes âgées ne vont pas consulter pour aller exprimer des idées suicidaires, mais pour se plaindre de choses plus faciles à formuler, comme par exemple un état de fatigue ou un état anxieux.

Le sentiment d'indignité d'une grande intensité est peu fréquent. On le retrouve sous la forme d'un vécu de n'avoir pas été « à la hauteur », ou d'avoir « gâché sa vie ». Ce sentiment de dévalorisation et d'insuffisance risque de ne pas être reconnu comme un signe pathologique.

Le sentiment de culpabilité avec auto-accusation majeure est rarement présent chez les personnes âgées. La personne âgée déprimée se limite à formuler des reproches concernant ce qu'elle a pu faire ou ne pas faire durant son existence. Ces reproches risquent de ne pas être reconnus comme un signe pathologique car la personne âgée fait souvent un bilan critique de son passé.

Le sentiment d'incurabilité se présente comme une perte d'espoir. Le sentiment qu'il n'y a plus rien à attendre de la vie est mis en avant. Ce sentiment est parfois si compréhensible et si apparemment logique qu'il risque de ne pas être reconnu comme un signe pathologique.

Le ralentissement de l'activité motrice est rarement majeur comme dans les mélancolies stuporeuses, revêtant alors l'aspect d'une catatonie grabataire. Mais, le plus souvent, le ralentissement moteur est observé à un degré léger. Il est éprouvé comme de la fatigue qui risque d'être attribuée à l'arthrose ou au vieillissement.

Les idées de ruine et de catastrophe sont rarement présentes à un degré élevé. La personne âgée dit par contre qu'elle a peur de manquer ou d'être abandonnée par ses enfants.

La baisse de libido (voire son absence et l'insatisfaction qui en résulte) ne va pas être confiée d'emblée au médecin.

L'agressivité au lieu d'être reconnue comme l'un des symptômes d'une dépression hostile va être attribuée à « un caractère difficile qui ne s'arrange pas avec l'âge ».

III. — **Présentations cliniques**

1. **Les dépressions masquées, souriantes.** — De nombreuses personnes âgées se présentent de manière souriante avec pas ou peu de plaintes (Kielholz). Cette absence d'extériorisation de toute tristesse peut rendre compte de la stupeur de l'entourage lorsqu'une personne âgée vient de se donner la mort car personne n'avait repéré la douleur morale de l'intéressé :

> « Je l'ai vue encore hier, jamais je n'aurais pu penser qu'elle allait se défenestrer. »

2. **Les dépressions hypochondriaques.** — Il n'est pas aisé de repérer la dimension dépressive chez des personnes

âgées se plaignant de maux de tête, de douleurs précordiales, ou de constipation. Parfois les plaintes hypochondriaques sont véritablement délirantes comme dans le syndrome décrit par Cotard qui est un délire de négation d'organe :

« Je suis constipée, bouchée, je n'ai plus d'intestins, mes intestins sont en plastique..., je n'ai plus de veines ni d'os. »

3. **Les dépressions délirantes.** — Trois types d'idées délirantes peuvent être au premier plan :

— Les thèmes peuvent être en rapport avec une humeur triste : hypocondrie, ruine, catastrophe, auto-accusation. Le diagnostic de dépression est facile.

— Il peut s'agir d'idées de persécution exprimées avec force. Il n'est pas facile de repérer la dimension dépressive.

— Paradoxalement il faut savoir évoquer une dépression devant des idées délirantes gaies dont la vocation est de protéger le sujet contre la tristesse :

Léontine, l'épouse de Dieu, forcément pudique. Âgée de 85 ans, était considérée comme une délirante chronique depuis le décès de son époux il y a quinze ans. Elle dit avoir des visions séraphiques. Elle dit que Dieu lui a envoyé une nouvelle famille, en particulier l'ange Marcel qui la protège. Elle est convaincue que des stigmates se sont posés sur elle. Elle se déclare heureuse parce qu'elle a épousé l'architecte de l'univers ce qui lui permet d'être « une épouse forcément pudique ». La non-réponse à un traitement neuroleptique avait conduit à augmenter les doses de neuroleptiques jusqu'à la survenue d'un syndrome parkinsonien avec chute, fracture et grabatisation. La prise en compte de l'hypothèse d'une dépression avec la proposition d'un médicament antidépresseur, combinée à l'action d'un environnement stimulant, lui a permis de retrouver l'usage de la marche et de devenir l'une des personnes âgées les mieux adaptées à un environnement de long séjour.

4. **Les dépressions pseudo-démentielles.** — Dépression et Alzheimer présentent des différences et des similitudes. Pour plus de clarté, il est souhaitable de distinguer trois situations (cf. le chapitre sur les états démentiels).

5. **Les dépressions hostiles ou « syndrome de Tatie Danielle ».** — La dépression hostile du sujet âgé est connue par le public depuis la diffusion sur les écrans de l'image de Tatie Danielle. L'appellation qui en a découlé a

le mérite de faire comprendre immédiatement la sévérité de l'agressivité de la personne âgée et le risque d'épuisement de l'entourage mais elle a l'inconvénient de ne pas pouvoir être utilisée auprès du patient. L'expression « personne âgée pas facile » (Monfort) a l'avantage de pouvoir être utilisée pour nommer la personne âgée sans qu'elle en soit blessée. De manière magique, elle permet à la personne de se sentir reconnue et valorisée.

A) *Les circonstances d'appel.* — Les troubles du comportement sont caractérisés par de l'agressivité et de la violence : violence verbale avec des insultes et des reproches visant à disqualifier les aidants (« Il n'y a que ma fille qui sait me soigner » ; « l'aide ménagère me fait du mal alors que je ne lui fais rien » ; « La femme de ménage gagne son salaire à ne rien faire ») ; de la violence physique (coup de canne, projection d'aliments, griffures) ; de la violence tournée sur le sujet qui peut s'automutiler ou tenter de donner fin à ses jours ; de la négligence consistant à laisser évoluer une maladie grave ; des comportements passifs-agressifs (Joséphine, multi-opérée, arrachait ses sondes, piquait avec une aiguille ses poches de colostomie et d'urétérostomie). La lettre d'un médecin généraliste illustre le désarroi et la perplexité liés à ces situations : « Pourriez-vous voir Mme B. Esther ? Cette patiente présente un profil psychologique très particulier, je n'arrive pas à faire la part entre un problème psychiatrique complexe ou tout simplement un caractère exécrable. »

B) *Contact et attitudes avec la personne âgée hostile.* — Ces patients agressifs sont supportés tant qu'ils sont... à la limite du supportable. Ils courent le risque de ne pas être traités ou d'être trop traités avec pour résultat un effet dit « accordéon », tantôt trop agités, tantôt trop sédatés. La famille (Guyotat) et les équipes risquent de développer des contre-attitudes négatives avec, à la clé, l'échec de la prise en charge. Pour supporter cette agressivité sans réagir de manière violente, les professionnels qui interviennent en psychogériatrie devraient être recrutés parmi celles et ceux qui déclarent « avoir de la tendresse pour les personnes âgées ». Ensuite, ils devraient être entraînés à développer des attitudes facilitantes. Enfin, les établissements et les cadres devraient dépasser la seule logique de gestion pour contribuer à l'apaisement de leurs soignants : les soignants apaisés sont des soignants apaisants (Charazac).

C) *Une métaphore et une références utiles.* — Pour faire comprendre la situation et augmenter la tolérance de l'entourage, nous avons recours à la métaphore des marées en baie de Saint Malo : « Tout se passe comme si la marée basse en baie de Saint-Malo était aux rochers ce que la dépression est aux traits d'une personnalité forte. En quelques heures, l'arrivée de la marée haute va faire disparaître les écueils, tout comme l'arrivée en quelques semaines de l'effet antidépresseur va faire disparaître la saillie des traits d'une personnalité forte. » Une autre explication ayant valeur de circonstance atténuante est la référence au concept de résilience avec des mémoires traumatiques entre 0 et 3 ans. Le praticien peut faire le pari d'un passé traumatique, par exemple un trouble de l'attachement dans la petite enfance (Consedine). La mise en évidence de ce type de passé vient alors étayer l'hypothèse d'une histoire ancienne ayant amené l'intéressé à être très tôt dans l'obligation de développer des capacités pour survivre. Cette force conduit souvent à considérer ces personnes âgées comme extraordinairement solides, ou caractérielles, ou paradoxalement comme ayant « réussi » leur avance en âge malgré les épreuves de la vie. Ainsi, tout semble se passer comme si les personnes âgées les plus « solides », ayant été les plus « résilientes », étaient le plus à risque de se suicider ou de décompenser sur un mode de dépression hostile (Monfort, 2004).

6. **Le « syndrome de glissement ».** — Cette expression est surtout utilisée par les généralistes lorsqu'ils adressent une personne âgée aux urgences. Le mérite de cette appellation est de souligner l'urgence de la situation et le risque de décès. Les gériatres recourent peu à cette

dénomination qui n'est quasiment jamais employé par les psychiatres. Depuis sa première description dans les années 1950, il y a autant de descriptions que d'auteurs. Pour parler de glissement, il faudrait : 1 / L'installation brutale, du jour au lendemain, d'une triade associant un refus de se lever, un refus de manger et de boire et un refus de communiquer. La personne s'oppose passivement aux aides proposées. Si on la met debout, elle s'affaisse au sol. Si on l'installe au fauteuil, elle s'affaisse sur l'accoudoir. Souvent les seules paroles qui sont prononcées sont : « Couchez-moi », « Laissez-moi tranquille », « Laissez-moi dans mon coin ». 2 / Une pensée de l'entourage du type : « Tout semble se passer comme si il ou elle avait pris la décision de renoncer aux efforts qui lui permettraient de se maintenir en vie. » 3 / La notion d'un événement, parfois passé parfois inaperçu, survenu quelques jours ou quelques semaines auparavant (une chute, la naissance d'un petit enfant, la vente d'un pavillon, etc.). 4 / Un intervalle libre entre cet événement et le début du glissement. Ainsi, dans un syndrome de glissement, tout semble se passer comme si le temps, pour prendre la décision de renoncement, pouvait varier considérablement d'une personne à l'autre : brève chez les personnes impulsives ; très longue chez les personnes qui ont une propension à douter de la justesse de leur décision. Cette différence liée aux personnalités rend compte de la diversité des glissements : certains sont d'une brutalité extrême avec un décès en soixante-douze heures, d'autres observés chez les personnes obsessionnelles sont des glissements d'une durée infinie conduisant à parler de crises subintrantes de glissement, douloureuses pour la personne, épuisantes et culpabilisantes pour les familles et les soignants. Cette conception du glissement qui donne la première place à une prise de décision de la personne est utile dans les soins : ceux-ci consistent alors à dire à la personne que l'on a compris sa décision, qu'il est possible de l'accompagner avec une philosophie de soins palliatifs, mais qu'il est aussi possible pour elle, à tout moment, de décider de renoncer à cette décision de renoncement.

Alphonsine, le glissement après une opposition hostile de deux ans et une vie de domination très active. Âgée de 94 ans, elle avait fait une chute à l'âge de 92 ans. Au décours de cette chute elle était devenue dépendante sans que cet état de dépendance soit expliqué par une pathologie médicale. Cet état de dépendance avait imposé le recours à des infirmières libérales qui contribuaient à la maintenir à domicile. Pendant les deux années de ce maintien à domicile, elle avait été très agressive à l'égard de ces infirmières, puis brutalement à l'approche des fêtes de Noël, l'hétéro-agressivité avait fait place à un comportement d'opposition et de refus de toute sollicitation que ce soit pour ouvrir les yeux, se lever, parler, boire ou manger. L'état consécutif de grabatisation et de déshydratation avait conduit à l'hospitalisation. La mobilisation de l'entourage et un traitement antidépresseur ont transformé la situation. L'entretien avec la famille a révélé une vulnérabilité familiale à l'égard des troubles de l'humeur. La patiente a reconnu avoir toujours eu une personnalité forte, dominatrice, dynamique, hypomane, ponctuée d'épisodes brefs de baisse d'énergie qu'elle qualifiait de « coups de pompe ». Au décours de la chute elle n'avait pas supporté de passer du statut de dominant au statut de dominé.

Ainsi, une partie des personnes âgées étiquetées comme ayant un syndrome de glissement évoluent favorablement avec un traitement antidépresseur associé à une mobilisation de l'entourage. Tout se passe comme si ces personnes, qui avaient souhaité mourir, retrouvaient parfois un élan vital suffisant pour accepter de poursuivre leur avance en âge.

D'autres syndromes de glissement correspondent à des états régressifs aigus chez des personnes ayant une conversion hystérique (cf. le chapitre sur les névroses). Enfin, certains syndromes de glissement correspondent à des maladies somatiques graves qui ne sont parfois découvertes que lors de la vérification anatomique.

IV. — Diagnostic

1. **Arguments cliniques.** — Le diagnostic de dépression de la personne âgée, peu repérable sur le tableau clinique, va donc être étayé, ou non, par l'histoire familiale et par l'histoire du sujet. Le grand âge qui était un handicap sur le plan de la valeur diagnostique des symptômes va deve-

nir ici un avantage. L'un des plaisirs du psychogériatre est de pouvoir recueillir l'histoire d'une famille et d'une longue vie. La présence d'une vulnérabilité familiale à l'égard des états dépressifs, voire de suicide d'un ou de plusieurs membres de la fratrie, ainsi qu'un passé personnel de dépression ou d'hypomanie méconnue vont être autant d'éléments en faveur d'un épisode dépressif en cours. À la condition de le rechercher, il n'est pas rare de découvrir un passé de sismothérapie* qui avait été caché par le sujet et par sa famille en raison d'un sentiment de honte associé à la peur d'un transfert en psychiatrie.

2. **Échelles et tests.** — Les échelles de dépression utilisées chez l'adulte sont peu adaptées pour évaluer les états dépressifs de la personne âgée. La *geriatric depression scale* dans sa forme abrégée est un autoquestionnaire très utilisé aux États-Unis (Yesavage). La personne âgée doit répondre par oui ou par non à 30 questions. L'échelle de Cornell est utilisée pour évaluer la sévérité d'un état dépressif chez un dément (Alexopoulos).

3. **Examens complémentaires.** — Le but des examens complémentaires est d'écarter une pathologie somatique associée.

4. **Formulation diagnostique sur 5 axes.** — Il semble souhaitable de faire le pari de la coexistence de plusieurs troubles que l'on peut arbitrairement répartir sur les cinq axes proposés par le DSM-IV :

A) *Axe 1.* — L'intérêt de l'axe 1 est de pointer la ou les pathologies réversibles sous l'effet d'un traitement :
— Soit état dépressif majeur. Cet état dépressif peut être évident ou avoir l'une des présentations cliniques fréquentes chez les personnes âgées.
— Soit état dépressif peu sévère, d'évolution chronique. Il s'agit d'une dépression dysthymique*, encore appelée dépression névrotique.
— Soit état mixte* de l'humeur avec coexistence de symptômes dépressifs et de symptômes maniaques

comme l'insomnie, l'absence de fatigue, l'agitation, la causticité voire la violence.

On peut opposer les troubles de l'humeur ayant commencé à l'âge adulte et ceux à début tardif. Dans les deux cas, il peut s'agir d'un premier épisode, ou du nième épisode dans le cadre d'un trouble unipolaire ou d'un trouble bipolaire. Les troubles bipolaires des personnes âgées seraient de début tardif dans deux tiers des cas. Même cinquante ans après le début d'un trouble unipolaire, on peut observer l'apparition d'un premier accès maniaque.

B) *Axe 2.* — L'axe 2 est réservé aux troubles de la personnalité. On peut rencontrer plusieurs types de personnalités antérieures : normale et équilibrée, sans traits de personnalité prévalents ; timide ; évitante, dépendante ; passive-agressive ; chaleureuse, voire hypomane ; forte et courageuse ; rigide, autoritaire, caractérielle et tyrannique.

C) *Axe 3.* — Les patients dépressifs peuvent avoir :

- une maladie somatique associée mettant en jeu le pronostic vital (cancer, artériopathie diffuse...) à l'origine d'un état anxieux associé non verbalisé, avec la crainte d'une perte de l'autonomie et de la dignité ;
- une maladie neurologique associée à un état dépressif : maladie de Parkinson, accident vasculaire cérébral.

D) *Axe 4.* — Un stress ancien tel qu'une carence affective dans l'enfance peut être retrouvé. Un stress récent peut aussi être retrouvé. Il peut s'agir : de l'éloignement d'un proche, interprété comme un abandon ; de la perte de son domicile ; du transfert récent dans un lieu de vie qui n'a pas été choisi par l'intéressé, etc.

E) *Axe 5.* — Les conséquences d'un trouble dépressif peuvent être majeures tant pour l'intéressé (isolement, ruptures, suicide) que pour l'entourage (épuisement).

F) *Axe 6.* — Cet *axe psychodynamique* n'existe pas encore vraiment. Il pourrait permettre de prendre en compte le vécu du patient, son histoire et les événements de vie. Cette prise en compte permettrait de proposer des hypothèses explicatives qui pourraient donner un éclairage du présent par le passé, en veillant à éviter les interprétations sauvages*. Le libellé de cet axe pourrait ainsi commencer par : « Tout semble se passer comme si tel événement récent (...) était venu réactiver tel événement passé (...) »

V. — Les erreurs diagnostiques

1. **Par excès.** — L'erreur consiste à dire « dépression » alors qu'il s'agit de l'une des six causes suivantes :

A) *Iatrogène.* — Il faut écarter les médicaments pouvant favoriser l'éclosion d'un état dépressif.

B) *Alcool et carences vitaminiques.* — L'alcoolisme est méconnu chez les personnes âgées déprimées. Il est souhaitable de faire accepter une prise de sang pour doser l'alcoolémie.

C) *Organique.* — Avant de retenir le diagnostic d'un état dépressif, il faut évidemment éliminer une pathologie organique. Cela est vrai à tout âge, mais c'est encore plus vrai chez le sujet âgé du fait de la polypathologie qui augmente avec l'âge. « Assume that every elderly person with a psychiatric presentation has an undetected medical condition » (Bosker). Toutes les étiologies sont possibles (cf. le moyen mnémotechnique des étiologies des états confusionnels), avec en particulier un syndrome d'apnée du sommeil, une anémie, une hypoxie, un bas débit cérébral.

Parmi les tableaux neurologiques méconnus, pris à tort pour des dépressions, il faut citer l'indifférence des personnes ayant un syndrome frontal :

Rose, la déprimée qui avait en fait une tumeur cérébrale, se présente comme une femme triste. Elle dit avoir mal supporté le mariage de sa fille avec un malade alcoolique. Sa voix est monotone. Elle est ralentie. Tous les psychiatres qui ont pu la voir ont posé le diagnostic de dépression. Elle avait en fait une tumeur cérébrale, révélée par des crises d'épilepsie.

Germain, l'ancien coiffeur mélancolique qui demandait comment se suicider et qui avait en fait une neurosyphilis, est un mélancolique délirant : il s'accuse d'avoir volé des tableaux, est convaincu que la police va venir le chercher ; il demande comment on peut se suicider. Les traitements antidépresseurs sont inefficaces. Une électro-convulsivo-thérapie est commencée. La poursuite de l'aggravation, malgré les ECT, a conduit à reconsidérer le diagnostic. Les examens complémentaires sont tous négatifs, sauf la sérologie de la syphilis. Les ECT sont arrêtés et remplacés par de la pénicilline. Le patient récupère une humeur normale. Il raconte alors qu'il avait des partenaires multiples.

D'autres tableaux neurologiques sont méconnus car ils sont à l'arrière-plan, masqués par une authentique dépression qui sera la seule à être repérée. L'exemple typique est la dépression de la maladie de Parkinson :

Louisette, ou l'histoire d'une akinésie parkinsonienne imputée exclusivement à un ralentissement dépressif. Âgée de 68 ans, elle est sous le coup de nombreux événements de vie. Elle apparaît triste et ralentie, ses gestes sont lents. Le diagnostic de dépression est posé. Elle accepte un traitement antidépresseur. Un tremblement apparaît. Il est imputé au traitement. Quelques mois plus tard elle se plaint d'une raideur. Un examen neurologique montre une hypertonie extrapyramidale et une micrographie. Il s'agissait en fait d'une maladie de Parkinson. Nous pouvons profiter de ce cas pour signaler que certains antidépresseurs peuvent provoquer ou révéler un syndrome extrapyramidal.

D) *Démence.* — Un état de tristesse ou d'indifférence qui se prolonge depuis plusieurs mois doit faire évoquer l'hypothèse d'un état démentiel infraclinique. Il est alors souhaitable de faire accepter la passation d'un MMSE* ou de faire un examen neurologique rapide à la recherche d'un syndrome frontal*, d'une aphasie*, d'une apraxie*, de troubles mnésiques. Voici deux exemples de patients, l'un considéré comme simplement triste et endeuillé au décours de la disparition de son épouse, l'autre considéré comme déprimé. Ils avaient tous les deux un état démentiel méconnu :

Armand ou l'histoire d'une indifférence frontale imputée à tort à une situation de deuil. Âgé de 83 ans, il est triste depuis son veuvage. Lors d'évocations de souvenirs qui auraient dû susciter un sentiment de joie, il présente des accès pendant lesquels il ne peut retenir ses larmes. La famille avait initialement pensé à un deuil qui se prolongeait. Lors d'un repas en famille, l'un de ses fils, médecin, remarqua une discrète tendance à partir en arrière lorsqu'il passait les plats. Un examen neurologique montra l'existence de signes frontaux. Le scanner fait en urgence révéla non pas l'hématome sous-dural frontal dont l'hypothèse avait été faite, mais de multiples lacunes dans les deux hémisphères. Rétrospectivement cet homme, plus indifférent que triste, a réussi à se souvenir de plusieurs épisodes d'environ quinze minutes pendant lesquels il était incliné d'un côté avec l'impossibilité de se redresser et d'avancer. Il s'agissait d'autant d'accidents vasculaires passés inaperçus. La tristesse observée par les enfants était en fait une indifférence frontale. Les pleurs étaient liés à un rire et pleurer spasmodique avec l'incontinence émotionnelle d'un syndrome pseudobulbaire dû à une démence vasculaire.

Fernand, ou l'histoire d'une perte de l'élan vital imputée à une dépression. Âgé de 87 ans, il n'est pas inquiet. Il a un fils de 50 ans qui lui, par contre, est inquiet au sujet de l'état de son père. Il pense que son père est déprimé. Il n'a pas réussi à faire accepter à son père l'idée qu'il est déprimé et qu'il faudrait consulter. Ce fils, un ami, nous propose de profiter d'un dîner pour examiner son père. Le père du patient se présentait effectivement triste, ralenti et indifférent avec une perte d'intérêt aux choses. En quelques minutes de conversation, la présence de persévérations verbales a orienté vers une histoire neurologique. Le patient a accepté la passation d'un MMSE et un examen neurologique qui ont alors mis en évidence tous les signes d'un état démentiel vasculaire.

E) *Personne âgée non malade.* — Il ne serait pas souhaitable de poser le diagnostic de dépression pour une personne ayant des plaintes et des symptômes liés à des événements de vie récents. L'exemple est celui du deuil. On considère qu'un deuil est pathologique si les symptômes sont sévères, sans réponse aux sollicitations de l'environnement, et si la durée de la souffrance morale est supérieure à un ou deux ans.

2. **Par défaut.** — Passer à côté du diagnostic de « dépression » est possible. C'est même presque la règle ! On sait en effet que les généralistes ne posent le diagnostic de dépression qu'une fois sur quatre chez l'adulte. On imagine alors le degré de méconnaissance et de non-traitement des états dépressifs du sujet âgé. Les erreurs consistent à dire :

A) *Insomnie primaire,* devant une plainte d'insomnie que l'on va traiter à tort avec un hypnotique.

B) *Fatigue liée à l'âge,* devant une baisse d'élan vital que l'on va traiter à tort avec des vitamines et des placebos supposés être psychostimulants.

C) *Hypocondrie,* devant des douleurs que l'on va traiter exclusivement par des antalgiques.

D) *Anxiété,* devant des ruminations anxieuses avec insomnie que l'on va traiter exclusivement par des benzodiazépines.

E) *Psychose,* devant des idées délirantes que l'on va traiter exclusivement par des neuroleptiques.

F) *Agitation caractérielle,* devant une personne qualifiée de difficile que l'on va ne pas traiter ou traiter exclusivement par des sédatifs. Il ne faut pas s'arrêter au diagnostic de trouble caractériel qui est un cul-de-sac pronostic et thérapeutique.

VI. — Évolution

Les troubles de l'humeur peuvent être des troubles récurrents. Il ne serait donc pas souhaitable d'instaurer des mesures thérapeutiques à court terme. Il faut proposer des traitements visant à accompagner sur une longue période. L'alliance du patient avec ces traitements, ou son refus, va être l'un des facteurs qui va conditionner la trajectoire évolutive avec schématiquement trois situations :

1. **L'évolution d'une dépression reconnue, diagnostiquée et traitée** avec l'adhésion de la personne âgée à un traitement d'entretien de longue durée. Ici, le pronostic de la dépression va être aussi bon que chez l'adulte jeune. Il suffira de veiller à éviter un syndrome confusionnel.

2. **L'évolution lorsque le patient n'a pas véritablement adhéré** au traitement se fait vers des interruptions du traitement conduisant à des récurrences des troubles :

Honorine, les conséquences de la rupture de l'alliance thérapeutique et du lithium. Âgée de 70 ans, elle a un trouble de l'humeur depuis l'âge de 30 ans avec alternance d'accès maniaques et d'épisode dépressifs. Elle a été stabilisée par le lithium. À l'âge de 55 ans, peu après le décès de son époux, elle va vivre avec un compagnon alcoolique et va avoir tendance à remplacer le lithium par l'alcool. État d'incurie à domicile. Elle sera hospitalisée à plusieurs reprises pour des états confuso-oniriques imputables à l'alcool et aux récidives maniaques. Elle va rétablir une alliance thérapeutique avec un psychiatre et reprendre le lithium. Elle va rester abstinente jusqu'au décès... du psychiatre qui coïncide avec la survenue d'un accident vasculaire ischémique transitoire. Le lithium n'est pas repris. Un état d'agitation, avec oscillations rapides de la prostration à l'agitation, impose la prescription de neuroleptiques qui sont inefficaces aux doses usuelles, imposant le recours à de fortes doses qui induisent un syndrome parkinsonien avec chutes et fractures. De nombreux psychotropes sont introduits successivement avec à chaque fois éclosion d'épisodes d'agitation ou de prostration confinant au coma. Elle va présenter des crises d'épilepsie. La reprise d'un traitement par lithium permet le retour à une humeur stable et le retour à domicile.

3. **L'évolution naturelle,** lorsque la dépression n'est pas traitée, expose à de nombreux risques :

A) *L'isolement et l'éloignement de l'entourage.* — Parfois un fils ou une fille reconnaît en pleurant avoir « craqué » et battu le parent dépressif caractériel. L'éloignement et les maltraitances vont être vécus par le sujet comme une preuve supplémentaire d'abandon et de rejet avec pour conséquences l'accentuation des comportements agressifs.

B) *Le rejet par les institutions.* — Ce rejet sera rapporté ainsi par les familles : « Elle a épuisé les infirmières libérales » ; « Elle est maintenant sur la liste rouge de toutes les maisons de retraite. »

C) *Les complications liées aux mesures de sédation et de contention.*

Sédation chimique : Un médecin de famille épuisé par des appels téléphoniques incessants en raison d'une insomnie avec agitation nocturne peut être amené à dire à propos d'un sédatif : « Prenez-en deux au lieu d'un. » Lorsqu'un médecin de garde est appelé la nuit, il peut prescrire une forte dose d'un traitement sédatif qui risque de favoriser la survenue d'un syndrome confusionnel.

Ce traitement sédatif administré en pleine nuit peut être méconnu par le médecin appelé le lendemain matin. Celui-ci découvre une personne âgée confuse incapable d'expliquer les choses. Il arrive alors que l'on puisse retrouver la trace de la prescription. Dans d'autres cas on évoque l'hypothèse d' « administrations pirates » délivrées par une soignante de nuit, épuisée par les troubles du comportement au point d'administrer un sédatif sans prescription médicale.

Contention physique : lorsque le recours à une chimiothérapie sédative a été inefficace ou trop longtemps retardé, la personne âgée caractérielle est exposée à subir des mesures de contention physique avec attachement au lit et/ou au fauteuil.

D) *Un syndrome de Diogène* (cf. présentations cliniques).

E) *Un syndrome de glissement* (cf. présentations cliniques).

F) *Le passage à l'acte suicidaire* est lié chez la personne âgée à la présence de plusieurs facteurs : maladie somatique, isolement social, trouble psychiatrique le plus souvent dépressif (Pearson et Conwell).

L'analyse rétrospective des ordonnances de sujets s'étant donné ultérieurement la mort (Rutz) montre que les médicaments figurant le plus fréquemment sur ces ordonnances ne sont pas des antidépresseurs, mais des vitamines, des anti-fatigue et des benzodiazépines. La prévention du passage à l'acte suicidaire du sujet âgé passe par la reconnaissance et le traitement de ces états dépressifs masqués.

VII. — **Traitements**

Il peut associer un médicament, une psychothérapie, une relation d'aide et des actions concernant l'environnement (Murphy).

1. **Un médicament antidépresseur.** — Une première question est le choix de l'antidépresseur qui se fait main-

tenant parmi plus de vingt médicaments. La dose, faible initialement, est augmentée progressivement jusqu'à une dose qui peut parfois atteindre la dose utilisée chez l'adulte jeune. La durée du traitement est d'au moins six mois, pouvant atteindre deux ans, ou même se prolonger au long cours lorsque ce traitement est considéré comme un stabilisateur de l'humeur, préventif des rechutes. L'observance du traitement passe par une alliance thérapeutique avec la personne âgée et son entourage.

Un petit nombre de personnes âgées ne répondent pas aux antidépresseurs ou ne les supportent pas. Dans ces situations, et lorsque la sévérité de la mélancolie met en jeu le pronostic vital, on peut alors être amené à proposer une cure d'électro-convulsivo-thérapie (ECT). La pratique des ECT est efficace et sûre (Wilkinson), mais elle se heurte à une mauvaise image dans le public, aux résistances de la plupart des anesthésistes et à des textes ministériels contraignants. La conjugaison de ces trois facteurs a conduit à une réduction des lieux pratiquant les ECT. De nombreux lieux ont fermé leurs salles d'ECT. Cela impose désormais un déplacement de ces malades âgés fragiles vers les lieux qui veulent et qui peuvent pratiquer les ECT. Cette dernière contrainte a conduit à renoncer dans bon nombre de cas à l'indication d'une cure d'ECT. La sécurité anesthésique a conduit à la quasi-disparition des ECT chez les personnes âgées. Le remède sécuritaire aura été pire que le mal.

2. **Une psychothérapie.** — Quelle que soit la technique utilisée, le thérapeute ne peut avoir d'action thérapeutique que s'il éprouve de l'intérêt pour la personne âgée qui est venue le voir.

Le recours à un psychothérapeute n'est pas une démarche habituelle pour une personne âgée. Contrairement à ce qui se disait il y a quelques décades, une avance en âge de plus de 60 ans n'est pas une contre-indication à un travail psychothérapique, c'est même l'inverse. La plupart des personnes âgées qui font cette démarche ont envie d'avancer vite car la notion du temps qui reste à vivre pour en profiter est bien présente. Une psychothérapie peut parfois être aussi efficace qu'un médicament. Elle peut être associée au médicament ; elle va alors potentialiser son effet, augmenter l'observance et surtout elle va contribuer à diminuer la fréquence des rechutes. À coté de la technique utilisée, la qualité du lien avec le thérapeute joue un rôle important. Certaines personnes âgées reconnaissent avoir retrouvé une confiance en elles et les capacités de surmonter les épreuves de la vie : « J'ai retrouvé assez de force intérieure pour lutter contre l'inquiétude. »

3. **Une relation d'aide.** — Elle passe par l'utilisation de nombreux outils (Monfort, Hourdé) avec, en particulier, une écoute visant à comprendre, des reformulations, des attitudes facilitantes et des temps consacrés à la remémoration du passé.

Restauration de l'identité et sentiment de continuité psychique. La découverte de la petite enfance du sujet, ses débuts dans la vie adulte, son ou ses métiers successifs, sa vie de famille, la présence ou l'absence de petits-enfants, tous ces éléments biographiques sont racontés comme autant de pointillés et contribuent à calmer l'intéressé. Cet apaisement est lié au sentiment d'être mieux connu, mieux compris. La transmission d'une partie de cette biographie à l'équipe soignante contribue à améliorer la qualité de la prise en soins. Derrière une personne âgée difficile, souvent épuisante et accusatrice, le soignant va alors découvrir une personne malade qui souffre. Cette perception va contribuer à diminuer les contre-attitudes négatives.

4. **Les actions concernant l'environnement.** — Le traitement d'un état dépressif ne se limite pas à un médicament, une psychothérapie et une relation d'aide. La reprise d'un contrôle, même partiel, sur les éléments de l'environnement est souhaitable.

Il s'agit des mesures thérapeutiques les plus difficiles à mettre en œuvre, faute de moyens et parfois du fait de la résistance de la personne âgée. Les actions peuvent porter sur le rétablissement des liens avec la famille, sur l'hygiène de vie, sur le traitement social de la solitude, sur les activités ludiques de stimulation. Le projet d'une amélioration des performances mnésiques permet parfois d'obtenir l'adhésion d'une personne âgée à un atelier mémoire. Certaines personnes âgées rétablissent ainsi un premier lien avec l'extérieur.

Chapitre IV

LES ÉPISODES CONFUSIONNELS DES PERSONNES ÂGÉES

Une confusion est un trouble de la conscience. On parle « d'épisode » car une confusion est un état pathologique dont la durée est, en théorie, brève. Chacun d'entre nous, quel que soit son âge, risque de présenter un état confusionnel. Une fièvre élevée peut suffire à faire délirer. Avec l'avance en âge, la vulnérabilité à l'égard de la confusion augmente. Chez les déments, un rien peut entraîner une confusion. Les risques d'erreur diagnostique avec méconnaissance d'une étiologie exposent à des risques évolutifs sévères et une mortalité élevée.

I. — Fréquence

Les confusions constituent 10 à 30 % des diagnostics posés aux urgences. Le sujet confus est âgé de plus de 60 ans dans 60 % des cas. La fréquence des états confuso-oniriques varie selon les études en raison de disparités concernant les critères diagnostics, les méthodes de recueil des cas, les groupes d'âges différents.

II. — Présentations cliniques

Il existe deux types de présentations :

1. **Les formes agitées confuso-oniriques.** — Le mot « onirisme » signifie la présence d'hallucinations. Ces états sont dénommés « delirium » aux États-Unis. Une forme étiologique classique est le *delirium tremens* bien décrit par Émile Zola dans *L'Assommoir*. En sus du

trouble du contact, le patient parle de manière incompréhensible sans interruption, répète sans cesse les mêmes gestes, réarrange sans cesse ses draps ou le mobilier de sa chambre au lieu de dormir. Il présente des fluctuations de l'humeur d'une minute à l'autre, tantôt anxieux perplexe et triste, tantôt agressif et violent.

2. **Les formes ralenties stuporeuses.** — On est obligé de « secouer » la personne pour augmenter sa vigilance. On constate alors l'existence d'un trouble de la conscience. La stupeur est l'association de cette hypersomnolence avec une obnubilation.

III. — Diagnostic

Le diagnostic d'un épisode confusionnel est évident quand les signes de confusion sont tous présents, mais dans la moitié des cas il manque un grand nombre de signes et le diagnostic devient extrêmement difficile à établir. Le diagnostic peut s'appuyer sur des critères et des échelles (Miller, Lipowski et Lebowitz) pour évoquer le diagnostic d'état confusionnel devant la fluctuation des symptômes suivants :

1. **Un trouble de la conscience à type d'obnubilation,** c'est-à-dire une diminution de la capacité à fixer, maintenir ou déplacer son attention sur le médecin, l'infirmière, l'environnement. Ainsi, le patient confus donne le sentiment d'un « trouble du contact ». Le sujet ne comprend pas ou comprend mal la situation. Il n'a pas les idées claires. On ne réussit pas à obtenir et à maintenir la coopération du patient pour passer un MMSE ou répondre à des questions simples concernant son histoire, son identité, la date et le lieu.

2. **Un trouble de la vigilance** qui est soit un hyperéveil et une insomnie, soit une baisse de vigilance avec hypersomnolence. L'alternance d'une somnolence diurne et d'une agitation nocturne témoigne de la perte du rythme veille-sommeil.

3. **Un trouble du comportement moteur** qui est, soit une agitation parfois violente, soit un ralentissement. L'alternance des deux est habituelle.

4. **Un trouble d'une ou de plusieurs fonctions cognitives.** — Trouble de mémoire avec désorientation plus souvent dans le temps et dans l'espace que concernant son identité ; trouble du langage avec troubles de la compréhension, de la dénomination, de la lecture et de l'écriture ; troubles praxiques. Tel patient va tenter de se raser avec sa radio et va apparaître avec une barbe de trois jours, tel autre ne va plus savoir enfiler sa chemise et va apparaître débraillé.

5. **Un trouble d'une ou de plusieurs perceptions sensorielles.** — Plus souvent visuelles qu'auditives, il s'agit d'erreurs d'interprétation, d'illusions et d'hallucinations.

6. **Un trouble d'une ou de plusieurs émotions** associant de manière fluctuante : de l'indifférence voire de l'euphorie témoignant d'une souffrance frontale ou d'une étiologie particulière comme l'alcoolisation ; de la tristesse qui peut être attribuée à tort à une dépression ; de la colère, source possible d'un danger pour les soignants ; de la peur qui est souvent la conséquence de visions hallucinatoires terrifiantes, source possible de comportements de défense ou de fuite avec risque de fugue et de défenestration ; de l'anxiété souvent causée par la désorientation. C'est la perplexité anxieuse du confus qui ne sait plus, ni qui il est, ni où il est, ni quand il est. Il pose les mêmes questions de manière répétitive : où suis-je ? quelle heure est-il ?

Lorsque ces symptômes sont tous présents, il s'agit d'un état confusionnel typique, le diagnostic est facile. Lorsqu'un nombre limité de symptômes est présent, il s'agit d'un état confusionnel partiel dont le diagnostic risque d'être méconnu. Un épisode confusionnel sur deux n'est pas diagnostiqué au moment de l'épisode. Le diagnostic est alors posé plus tard, lorsque l'entourage et le sujet font le constat que celui-ci a « oublié » plusieurs heures ou plusieurs jours de son histoire récente. L'amnésie de l'épisode peut être complète ou partielle.

IV. — Les causes des états confusionnels

1. **La recherche d'une cause** repose sur l'histoire du trouble, l'examen clinique et les examens complémentaires.

A) *L'histoire du trouble.* — En médecine, l'essentiel repose sur l'interrogatoire. C'est particulièrement vrai en matière de confusion, mais on ne peut pas compter sur le confus pour qu'il nous dise ce qui vient de lui arriver.

Il est donc essentiel lorsqu'un confus est amené aux urgences de ne pas laisser repartir ceux qui l'ont amené. Il faut savoir retenir quelques minutes les pompiers, les fonctionnaires de police, le SAMU et, bien sûr, la famille.

Le deuxième temps va être de savoir passer du temps au téléphone.

Les lieux et les personnes qu'il faut joindre par téléphone sont : le domicile du patient pour parler à la garde-malade ; la maison de retraite pour parler à la directrice ; le cabinet médical pour parler au médecin traitant ; les domiciles des enfants pour parler aux membres de la famille. Les informations collectées vont concerner : les antécédents ; les pathologies en cours et leurs traitements ; les changements récents sur l'ordonnance ; les modifications récentes de l'environnement.

B) *L'examen clinique.* — Lorsque le psychogériatre est appelé auprès du patient, on ne lui dit pas : « Venez voir M. X..., il est confus. » En effet, si une équipe constate qu'un sujet est confus, elle va faire appel à un médecin généraliste, à un gériatre ou à un neurologue. On appelle le psychogériatre en lui disant : « Venez voir M. Z..., il délire, il est agité. » Dans cette situation, c'est au psychogériatre de repérer et d'évoquer le diagnostic de confusion. L'interniste ou le gériatre ont déjà examiné le patient. Il est bon de refaire un examen clinique ou de suggérer de le refaire. En effet, un examen clinique rapide permet parfois de découvrir immédiatement une cause de confusion : l'observation des extrémités peut révéler une cyanose et une marbrure témoignant d'une hypoxie ou d'un collapsus ; la prise du pouls peut révéler une arythmie chez un patient antérieurement en rythme sinusal ; la prise de la pression artérielle peut révéler une hypotension majorée par l'orthostatisme ; la prise de la température peut révéler une fièvre ou une hypothermie ; la recherche d'une porte d'entrée infectieuse peut révéler un abcès dentaire ou un abcès de fesse ; l'examen de l'abdomen peut montrer un globe vésical sus-pubien ou un ventre de bois ; le toucher rectal peut réveiller une douleur appendiculaire ou diverticulaire ou simplement buter sur un fécalome :

Eugénie ou la mélodie d'un hurlement. Elle est âgée de 92 ans. Le psychogériatre est appelé en urgence car elle est agitée et pousse des hurlements. Elle est immobile dans son lit. Elle est démente et le contact verbal n'est pas possible. Je suis assis à côté d'elle. Elle accepte de se laisser prendre la main mais ce contact ne l'apaise pas, elle continue à pousser des hurlements. Ces hurlements ne comportent pas de mots, pas de phonèmes, qui permettraient l'ébauche d'une compréhension. Par contre, après une observation de quelques minutes, il m'apparaît que ces hurlements ont un rythme comparable à celui d'une dyspnée de Cheynes Stokes. C'est-à-dire qu'il existe des pauses alternant avec des reprises du hurlement qui augmente jusqu'à un paroxysme pour redescendre jusqu'à une nouvelle pause. L'écoute de ce rythme me fait initialement penser aux cris d'une femme qui pousse lors d'un effort d'accouchement. Elle a 92 ans. Je pense alors à des efforts de poussée sur un fécalome. Malgré son aphasie, je lui fais part de mon hypothèse en m'aidant de gestes, elle semble acquiescer. Je fais part de mon hypothèse au médecin de la salle. Il pratique un toucher rectal qui confirme le diagnostic. Le fécalome est évacué. La patiente a retrouvé son calme. Dans d'autres cas, le fécalome est méconnu, la personne âgée continue à hurler, on administre des neuroleptiques sédatifs qui augmentent la constipation, le décès peut survenir. Le diagnostic de fécalome est posé lors de la vérification anatomique. Cette histoire montre que la pratique psychogériatrique est gratifiante si, comme en pédiatrie, on se limite au début à un temps d'observation.

C) *Les examens complémentaires.*

1 / Une alcoolémie permet de ne pas méconnaître un état d'ivresse. On a ni l'envie, ni l'habitude de penser qu'une personne âgée confuse pourrait être ivre. L'alcoolémie n'est pas assez souvent pratiquée chez les personnes âgées confuses.

2 / L'EEG a pour but de ne pas passer à coté d'un état de mal non convulsif, ou de montrer que des épisodes

confusionnels itératifs inexpliqués sont dus à des crises d'épilepsie partielle complexe.

3 / L'ECG peut montrer une pathologie contribuant à un bas débit cérébral ou à l'origine d'embolies cérébrales : passage récent en arythmie, bradycardie, tachycardie, infarctus récent, signes évocateurs d'une embolie pulmonaire.

4 / Les prises de sang peuvent révéler une anémie, une polyglobulie, une déshydratation, une hyponatrémie, une cause métabolique.

5 / Les hémocultures peuvent pousser chez un malade qui n'a pourtant pas de fièvre.

6 / Les gaz du sang peuvent confirmer une hypoxie.

7 / La recherche de toxiques et de médicaments dans le sang et les urines peut revenir positive.

2. **La liste des causes.** — La recherche de l'étiologie est focalisée sur deux types de causes : d'une part, les causes organiques et iatrogènes car elles risquent d'entraîner le décès si elles sont méconnues ; d'autre part, les causes environnementales car elles permettent une action spécifique.

Chez la personne âgée, une coexistence de plusieurs causes est habituelle. La formule 1 + 2 + 3 est proposée par le Pr Jean-Pierre Bouchon pour inciter à rechercher trois facteurs avec l'hypothèse souvent gratifiante que le traitement d'un seul facteur permet la disparition de la confusion.

Le facteur 1 est l'avance en âge. Plus le cerveau avance en âge, plus il se rapproche du seuil à partir duquel une confusion peut apparaître.

Le facteur 2 est une maladie organique du cerveau, par exemple des apnées du sommeil installées insidieusement depuis dix ans. Ces apnées du sommeil peuvent ne donner aucun symptôme, mais elles contribuent à rapprocher le cerveau du seuil de confusion.

Le facteur 3 est une cause supplémentaire, d'installation récente. Alors, enfin, le seuil de confusion est atteint. Ce facteur peut être par exemple la prise d'un somnifère. Le seuil est atteint : le sujet va être hospitalisé pour une confusion pseudodémentielle. Il « suffit » de retirer le somnifère pour faire disparaître la confusion. Ainsi, certains sujets hospitalisés pour « démence » avec nécessité de « placement » peuvent retourner vivre « guéris » à leur domicile.

La liste des causes est longue et ne peut être exhaustive. Il est bon d'être aidé par un moyen mnémotechnique comme le classique TI-TV-TD.

A) *T comme toxiques (au sens large du terme).* — Pour des raisons de commodité mnémotechnique, on peut opposer des « toxiques externes » et des « toxiques internes ».

1 / Les toxiques externes :

— Toxiques liés à l'alimentation ou à la boisson. Il s'agit ici de l'alcoolisme qui est la première cause des états confusionnels en France.

Il peut s'agir d'une ivresse aiguë pathologique (ivresse excito-motrice, ivresse délirante, ivresse amnésique, ivresse comateuse), d'un syndrome de sevrage (delirium tremens), d'une encéphalopathie alcoolique ou carentielle de Gayet Wernicke, d'une hypoglycémie consécutive à une alcoolisation, d'un hématome sous-dural après une chute lors d'un état d'ébriété. Il ne faut donc pas s'arrêter au seul diagnostic d'ivresse aiguë chez une personne âgée alcoolisée.

— Les produits toxiques utilisés par les toxicomanes : Comme pour l'alcoolisme il n'est pas habituel d'évoquer l'hypothèse d'une toxicomanie chez une personne âgée confuse. On peut néanmoins voir des cas de surdose et surtout des syndromes de sevrage chez une personne âgée qui ne peut plus se procurer sa drogue habituelle (éther, cocaïne...).

Virginie, la cocaïnomane méconnue. Âgée de 76 ans, elle se trouva mal lors d'un voyage à l'étranger. Son entourage ne comprenait pas ce qui lui arrivait. Elle ne voulait pas ou ne pouvait plus expliquer la cause de son état qui était en fait un état confusionnel. À l'hôpital, un médecin plus éclairé que les autres suggéra que l'interruption d'une prise chronique de cocaïne pouvait être la cause de cet état confusionnel.

— Toxiques ménagers : l'oxyde de carbone, ou CO, est produit par n'importe quel système de chauffage dont la combustion est incomplète.

Parfois il n'y a pas de conduit d'évacuation (chauffe-eau dans une salle de bains), la personne âgée fait des économies et se passe des frais de ramonage, ou la conduite a été bouchée plus ou moins partiellement lors de travaux. Il n'est pas rare de trouver des conduits d'évacuation encombrés de gravats, de fils d'antennes de télévision. Il faut penser à l'intoxication oxycarbonée devant une personne âgée confuse se plaignant de céphalées, de vertiges, et de vomissements souvent imputés à tort à une intoxication alimentaire. Une démence peut s'installer après un intervalle libre.

— Les toxiques médicamenteux. Les médicaments les plus souvent en cause sont ceux qui ont une composante anticholinergique. Il a été dit que ce type de produit devait être considéré comme « l'ennemi numéro un en psychogériatrie ». Les anxiolytiques/hypnotiques sont eux aussi souvent un facteur de confusion. Le sujet âgé peut recevoir, à tort, trois benzodiazépines à la fois : une première pour diminuer son anxiété, une deuxième pour favoriser l'endormissement, et une troisième pour obtenir une myorelaxation. Dans d'autres cas, il n'a qu'une seule benzodiazépine mais la dose est trop forte, soit en raison d'une prescription inadaptée au sujet âgé, soit parce que la personne âgée a oublié qu'elle avait déjà pris son somnifère, et... elle prend un ou plusieurs comprimés supplémentaires. Ce risque semble plus important avec les hypnotiques qui ont une concentration plasmatique s'élevant rapidement avec un pic plasmatique survenant précocement après la prise du médicament. Parfois le médicament en cause est plus banal, et apparaît à tort comme anodin surtout lorsqu'il est prescrit sous forme de sirop : sirops à base de bromures, sirop d'hydrate de chloral. Enfin, paradoxalement un traitement donné pour traiter l'agitation du confus peut aggraver la confusion : neuroleptique ayant une composante anticholinergique, ou neuroleptique associé à un correcteur anticholinergique.

Ernest, l'homme qui tapait les capots de voiture, ou la vulnérabilité de certains cerveaux âgés à l'égard des médicaments. Âgé de 82 ans, il a une histoire pleine d'histoires :

1 / Il allait régulièrement chez son kinésithérapeute situé à 500 m de son domicile en raison d'une coxarthrose bilatérale. Il

ne supportait pas les voitures stationnées sur les passages cloutés l'obligeant à se faufiler entre les pare-chocs. Il tapait de plus en plus violemment les capots des voitures à l'aide de sa canne. Son épouse, craignant une bagarre avec les conducteurs, avait sollicité l'intervention du médecin généraliste. La prescription de 10 mg de diazepam *(Valium)* en intramusculaire tous les soirs, huit jours de suite, a conduit, dès le deuxième soir, à un état d'obnubilation avec des chutes nécessitant l'hospitalisation.

2 / Cette hospitalisation ne fut pas comprise par ce patient confus qui devint alors agité, imposant le recours à un traitement neuroleptique. L'aggravation avec grabatisation, hypertonie, fièvre inexpliquée, hyperleucocytose et élévation des CPK fit évoquer un syndrome malin des neuroleptiques. L'arrêt des neuroleptiques et une discussion avec l'épouse permirent de reconstituer la séquence des événements et le retour à domicile.

3 / Ultérieurement, après un an de stabilisation à domicile, un adénome de prostate dut être opéré. Une incontinence postopératoire entraîna la mise sous un produit anticholinergique *(Ditropan)* qui eut pour conséquence l'éclosion d'un nouvel épisode confusionnel. La reconstitution de la séquence des événements et l'arrêt du traitement anticholinergique ont permis l'arrêt de ce qui était une confusion agitée, et de nouveau un retour à domicile.

Adolphine, la personne âgée de bande dessinée, utilisée par un gériatre pour illustrer ce qu'il ne faut pas faire en matière de médicament. Une ordonnance qui comporte la prescription de 30 gouttes d'un médicament anodin associé à 5 gouttes d'un véritable principe actif peut conduire la personne âgée à se tromper et à prendre 5 gouttes du produit anodin et 30 gouttes du principe actif qui provoquera, à cette dose, une confusion.

2 / Les autres causes :

— Métaboliques : hypernatrémie, hyponatrémie, hypoglycémie, hypercalcémie, avitaminoses, etc.

— Endocriniennes :

• L'hypothyroïdie avec le plus souvent une léthargie, un coma, mais aussi parfois une psychose myxœdémateuse. La crise thyrotoxique de l'hyperthyroïdie ou crise aiguë basedowienne peut donner une confusion mentale aiguë. — L'hypo- et surtout l'hyperparathyroïdie peuvent donner des états confusionnels.

• Dans l'insuffisance antéhypophysaire, il peut y avoir des états dépressifs confus et des délires hallucinatoires aigus. Dans l'hypercorticisme, ou syndrome de Cushing, il peut exister des manies confuses, des dépressions confuses.

• L'insuffisance surrénale aiguë peut donner un état de confusion avec asthénie. Les phéochromocytomes donnent parfois des états confuso-oniriques.

• La pancréatite aiguë, ainsi que le diabète, peuvent donner des états confusionnels, voire des comas.

— Insuffisance d'un viscère ayant une fonction d'émonctoire (aboutissant à une accumulation toxique des produits du catabolisme) :

• Insuffisance rénale. C'est la confusion hyperazotémique ou « urémie » des anciens auteurs. Elle survenait chez les patients agités pour lesquels la contention physique était la cause d'une déshydratation conduisant à l'anurie et à la mort.

• Insuffisance hépatique. C'est l'encéphalopathie hépatique fluctuante avec *foetor hepaticus, flapping,* ictère. Il faut rechercher un facteur d'aggravation par une surinfection, une hémorragie digestive, un médicament sédatif.

• Insuffisance respiratoire avec polypnée, cyanose, sueurs, hypertension artérielle.

B) *I comme inflammatoires et infectieuses.*

1 / Infectieuses : Toutes les maladies infectieuses peuvent donner des atteintes cérébrales se compliquant de syndromes confusionnels.

— Parasites : paludisme à falciparum. On n'y pense plus assez chez les personnes âgées qui mettent à profit leur retraite pour parcourir le monde.

— Virus : méningo-encéphalite herpétique, ou SIDA qui n'épargne pas la personne âgée qui peut avoir un passé transfusionnel ou des relations sexuelles avec un ou plusieurs partenaires séropositifs.

— Bactéries : méningite aiguë à méningocoque, méningite chronique tuberculeuse et syphilitique, typhoïde, brucellose, maladie de Lyme (secondaire à une morsure de tique, avec précocement une confusion et tardivement une démence).

— Prions : agents à transmission non conventionnelle en cause dans l'encéphalopathie de Creutzfeldt-Jacob.

2 / Inflammatoires : Maladie de Horton (céphalées, vitesse de sédimentation à 100), périartérite noueuse, sclérodermie, lupus érythémateux disséminé.

C) *T comme traumatiques.*

— Hématome sous-dural avec léthargie fluctuante sur plusieurs mois. Le risque de ce type d'hématome augmente avec l'avance en âge, surtout chez le malade alcoolique avec troubles de l'hémostase et atrophie cérébrale.

D) *V comme vasculaires.*

— Anémie chronique longtemps tolérée, ou anémie aiguë.

— Hypoxie, apnées du sommeil.

— Accident vasculaire cérébral artériel, non pas tant les ischémies (sauf dans le territoire de l'artère cérébrale postérieure à l'origine d'une souffrance bilatérale du système limbique), que surtout les hémorragies (hémorragies cérébroméningées, hémorragies méningées) avec typiquement un état d'agitation confuse d'installation brutale pour lequel on retrouve la notion de céphalées en coup de fusil.

— Accident vasculaire cérébral veineux : thrombophlébite des sinus intracrâniens (très trompeur car il n'y a pas de signes de localisation au début).

— Bas débit cérébral (passage en arythmie, infarctus, hypotension artérielle en orthostatisme...).

E) *T comme Tumorales.* — La confusion est liée à l'hypertension intracrânienne ou à des crises d'épilepsie. Il peut s'agir de métastases multiples ou d'une tumeur dans une zone « muette » frontale, médiane.

F) *D comme dégénératives.* — Les déments sont particulièrement fragiles et à tout moment l'une des causes précédentes peut favoriser l'éclosion d'une confusion surajoutée à la démence.

G) *Causes diverses.*

— L'épilepsie (obnubilation post-critique prolongée, état de mal, crise partielle complexe) liée à de multiples facteurs présents chez la personne âgée (médicaments, antécédents d'accidents vasculaires, anémie, hypoxie, etc.) peut entraîner des épisodes d'absence (Bourrat), de confusion (éditorial du *Lancet*), de rage, de colère, de fureur épileptique qui vont être étiquetés épisodes d'agitation pour lesquels il risque d'être prescrit des neuroleptiques qui sont proconvulsivants.

— La privation sensorielle. La perte de la vision peut entraîner des confusions partielles limitées à des hallucinations visuelles.

Une cataracte bilatérale peut donner un syndrome de Charles Bonnet avec de nombreux personnages qui se déplacent avec les mouvements du regard. Les visages peuvent être grimaçants ou immobiles. Il peut y avoir aussi des illusions visuelles, des objets se transforment en personnages ou animaux. Ces phénomènes ont reçu le nom de « syndrome du bandeau » lorsqu'ils surviennent après des opérations de la cataracte. De la même manière, la baisse ou la perte de l'audition, liée à une otosclérose, peut favoriser l'apparition d'hallucinations auditives.

— Les périodes post-opératoires sont propices à l'éclosion d'un syndrome confusionnel qui est lié au cumul de différents facteurs : anémie, diète, déshydratation, hypoglycémie, drogues anesthésiques, stress psychologique, changement de lieu, dé-afférentation sensorielle lorsqu'il s'agit d'une opération ophtalmologique.

— Les stress émotionnels intenses donnent des états confusionnels psychogènes, à type de stupeur ou d'agitation. Ils surviennent après l'annonce d'un décès imprévu, ou la scène d'un accident traumatisant.

V. — Les erreurs diagnostiques

1. **Chez une personne âgée connue comme démente,** le risque est d'imputer l'aggravation d'un état démentiel à la démence elle-même, alors qu'il faut tout faire pour rechercher une cause de confusion.

2. **Chez une personne âgée non connue comme démente,** passer à côté du diagnostic de « confusion » est possible. Les erreurs consistent à dire :

A) *Démence* devant des troubles du comportement. Par définition les confusions sont brèves et réversibles alors que les symptômes des états démentiels évoluent sur une plus longue période sans trouble de la conscience. En fait, il existe des syndromes confusionnels qui durent, ils portent alors le nom de pseudo-démence (cf. le chapitre sur les démences). Les arguments en faveur d'une confusion sont la difficulté d'obtenir la coopération du sujet, la perplexité anxieuse, et la fluctuation imprévisible de la vigilance, du comportement, et des émotions.

B) *Pathologie psychiatrique.* — Si l'on a la notion d'un passé psychiatrique, on risque de dire :

— psychose hallucinatoire chronique devant des hallucinations oniriques au premier plan ;
— délire devant les propos incohérents d'un aphasique confus ;
— crise d'angoisse aiguë lorsque la perplexité anxieuse est au premier plan ;
— dépression ralentie devant une forme stuporeuse.

VI. — Évolution et risques évolutifs

L'évolution est imprévisible et va dépendre de la qualité de l'environnement médical, infirmier et familial :

— L'évolution peut être favorable lorsque les causes ont été trouvées et traitées et lorsque des soins infirmiers de qualité sont associés à une collaboration avec la famille. La durée de l'épisode confusionnel est alors courte, allant de quelques heures à quelques jours.

— L'évolution non traitée peut être émaillée de nombreux risques : chute, fracture, fugue, défenestration, sans compter les risques liés à l'évolution de la cause sous-jacente à la confusion.

— L'évolution traitée peut donner lieu à des complications iatrogènes et des complications nosocomiales*. L'agitation et les troubles du comportement peuvent conduire à une contention physique et à des traitements sédatifs qui font courir le risque d'une perte d'autonomie avec une durée d'hospitalisation longue qui peut conduire à un transfert de l'hôpital vers une institution. Le taux de décès est de 5 % chez les personnes âgées hospitalisées pour confusion.

VII. — La prévention

Les mesures préventives des états confuso-oniriques concernent en priorité les populations à risques. Dépister ces patients vulnérables en évaluant les facteurs de risques à l'aide d'une échelle a été proposé récemment.

VIII. — **Les traitements**

La prise en charge d'un patient ayant un état confuso-onirique comporte : la recherche de la cause et son traitement ; un traitement symptomatique pour calmer l'agitation et l'onirisme ; et le soutien du patient pendant la durée de l'épisode confusionnel.

1. **Le traitement de la cause.** — C'est quelquefois suffisant : par exemple correction d'une hypoglycémie, évacuation d'un fécalome. Il suffit parfois d'emmener un dément faire pipi pour que l'agitation cesse.

2. **Le traitement symptomatique.** — Les trois objectifs sont : faire boire, faire manger, et faire dormir en calmant l'agitation :

A) *La réhydratation* s'effectue par la bouche ou en perfusion, en évitant une intoxication par l'eau, mais en sachant que dans le *delirium tremens* il faut faire boire plusieurs litres d'eau par jour.

B) *Les apports.* — Ils sont à la fois électrolytiques (Na^+, Cl^-, K^+), énergétiques assurés par du sérum glucosé, et vitaminiques en soulignant l'importance de la vitamine B1.

C) *Le traitement psychotrope.* — Il est indiqué sauf si celui-ci est la cause de la confusion. En matière de confusion, il vaut mieux enlever des médicaments qu'en ajouter. Il va falloir choisir entre plusieurs classes médicamenteuses qui ont chacune leurs inconvénients :

— Les antihistaminiques étaient trop souvent utilisés aux États-Unis comme hypnotiques dans les maisons de retraite, à l'origine de sédation et de chutes. À la suite d'un texte officiel (OBRA), l'usage de ces médicaments n'est plus autorisé chez les personnes âgées aux États-Unis.

— Le recours aux carbamates n'est plus utilisé dans les pays anglo-saxons. Ils restent encore une habitude francophone.

— Les neuroleptiques de la famille des phénothiazines sont à éviter chez le confus en raison de leur composante anticholinergique qui risque d'aggraver ou d'induire un délire atropinique, il faut en profiter pour mentionner l'importance de la chasse aux anticholinergiques cachés. Même une faible dose de neuroleptique suffit à aggraver une confusion associée à une démence à corps de Lewy*.

— Les benzodiazépines sont particulièrement utiles dans deux situations : pour contribuer à la sédation des patients ayant un état confuso-onirique secondaire à un sevrage de médicaments ou d'alcool ; pour leur effet anticonvulsivant lorsque la cause de la confusion est une crise d'épilepsie partielle complexe. Mais le recours aux benzodiazépines expose au risque de troubles de mémoire.

D) *Contention physique.* — Le recours à la contention physique peut aggraver l'agitation et l'anxiété et entraîner des blessures. Elle doit donc être évitée ou utilisée seulement brièvement.

L'ANAES a édité, en octobre 2000, un guide d'évaluation des pratiques : *Limiter les risques de la contention physique chez les personnes âgées* comportant un référentiel de pratique pour la contention (ANAES). À la suite de ce guide, nous avons édité une cassette vidéo (Hervy).

3. **Les soins infirmiers.** — Leur qualité a été corrélée à une diminution de la confusion chez les personnes âgées. Ils comportent :

A) *Une ambiance calme et rassurante* associée à une relation d'aide peut permettre d'éviter le recours à la contention. *Il est préférable de laisser au confus la possibilité de déambuler au sein d'un service fermé, plutôt que de l'enfermer dans sa chambre.* Une autre solution est de proposer la présence si possible permanente d'un soignant (élève infirmier ou élève aide-soignant) ou d'un proche dont on a obtenu la collaboration intelligente pour accompagner le confus dans ses déambulations, sans l'entraver, mais en veillant à ce qu'il ne se blesse pas.

B) *Des soins de nursing.* — Ils associent des soins de bouche, la réhydratation et l'alimentation, la prévention des escarres et des phlébites, l'évacuation d'un fécalome. Lorsque la confusion survient dans un contexte d'accompagnement de fin de vie, l'objectif des soins doit être : la suppression de la douleur physique ; la diminution de la douleur morale ; la diminution de l'inconfort psychologique du patient et de son entourage.

Chapitre V

LES ÉTATS DÉMENTIELS DES PERSONNES ÂGÉES

La course évolutive d'un état démentiel peut comporter au moins cinq moments clés qu'il importe de ne pas rater : le repérage précoce, la recherche d'une cause curable, l'annonce de la mauvaise nouvelle, le passage en institution, le passage de la vie à la mort. Cette évolution peut être favorable ou émaillée de troubles du comportement pour lesquels il faut, là aussi, chercher une cause curable. C'est en effet la présence, ou l'absence, de troubles du comportement qui va conditionner la qualité de la fin de vie d'une personne ayant un état démentiel.

I. — Introduction

1. **Définition.** — Les états démentiels sont des diminutions des performances cognitives, d'installation progressive, d'évolution irréversible, pour lesquelles les explorations n'ont retrouvé aucune cause curable. Ces états sont liés anatomiquement à des pertes de neurones avec des lésions bilatérales du cortex cérébral (démences corticales) ou des structures sous-corticales (démences sous-corticales).

Dans cette définition il n'est pas fait mention de troubles du comportement. Le psychogériatre ne peut pas manquer de donner son point de vue :

— Une personne ayant un état démentiel n'a pas obligatoirement des troubles du comportement. L'évolution d'une démence « simple » restera une épreuve pour l'entourage, mais cette épreuve peut être supportée.

— Lorsque l'état démentiel est associé à des troubles du comportement, alors l'évolution risque d'être épuisante pour l'entourage et les soignants. Il est souhaitable de ne pas imputer les troubles du comportement à la démence. Il faut chercher une cause curable qui peut permettre de faire disparaître les troubles du comportement. Cette cause curable peut être une pathologie psychiatrique, comme par exemple un état dépressif. L'installation d'un état démentiel ne protège pas de l'éclosion d'une pathologie psychiatrique, c'est peut-être même l'inverse !

On remarque aussi que cette définition ne fait pas mention de pathologies somatiques. On peut souligner que certains patients ont, en plus de l'état démentiel, une ou plusieurs pathologies somatiques. La personne démente est alors un malade qui a besoin de soins médicaux et infirmiers.

2. **Fréquence.** — Après l'âge de 65 ans, on compte plus de 5 % d'états démentiels. Dans la population des plus de 70 ans, on trouve 11 % de personnes ayant un état démentiel qui était méconnu dans 90 % des cas. Si on atteint l'âge de 85 ans, on a presque un risque sur trois d'avoir un état démentiel. Le suivi d'un groupe de personnes âgées de 85 ans montre qu'en l'espace d'une année un dixième d'entre elles sont devenues démentes.

II. — Classification

Cette classification oppose deux grands types d'états démentiels : les démences dégénératives et les démences vasculaires.

1. **Les démences dégénératives de type Alzheimer** (50 % des cas). — Il s'agit d'un ensemble hétérogène qui regroupe de nombreuses maladies. Le terme « dégénératif » signifie que la cause de la perte des neurones n'est pas connue. Le terme « Alzheimer » désigne non pas la maladie d'Alzheimer, mais l'ensemble des états démentiels dégénératifs qui sont dits « séniles » lorsqu'ils apparaissent après l'âge de 65 ans et « préséniles » lorsqu'ils

apparaissent avant l'âge de 65 ans. Dans ce dernier cas, qui représente 6 % des démences, l'état démentiel s'installe chez un adulte jeune. Ces adultes jeunes auront du mal à trouver une institution adaptée à leur cas.

Cet ensemble comporte :

A) *La maladie d'Alzheimer.* — Elle donne dans sa forme typique un syndrome aphaso-apraxo-agnosique. L'examen anatomo-pathologique montre une atrophie corticale prédominant dans les régions pariéto-temporo-occipitales.

B) *La maladie de Pick et les démences fronto-temporales.* — Dans les formes typiques, on observe un syndrome frontal avec indifférence, désinhibition, absence d'inquiétude et euphorie. L'examen anatomo-pathologique montre une atrophie corticale prédominant dans les régions frontales et temporales.

C) *D'autres démences à début focal.* — Des données récentes montrent qu'il y aurait d'autres maladies dégénératives du cortex localisées initialement à une région précise avec cliniquement l'atteinte isolée, pendant de nombreuses années, d'une seule fonction cognitive (oubli malin isolé, aphasie isolée, etc.). Il peut ainsi s'écouler de six mois à dix ans entre le début par une aphasie et l'atteinte des autres fonctions supérieures. Ces formes étaient qualifiées de *Dementia sine dementia*.

D) *La Démence à corps de Lewy.* — Il s'agit d'un état démentiel caractérisé par une évolution plus rapide et plus compliquée avec de nombreux épisodes confuso-hallucinatoires, une hypertonie extrapyramidale, et une vulnérabilité extrême aux neuroleptiques qui sont contre-indiqués. Le diagnostic de certitude est anatomo-pathologique en *post mortem* avec la présence de nombreux corps de Lewy et une raréfaction des récepteurs dopaminergiques.

2. **Les démences vasculaires** (20 % des cas). — Elles constituent aussi un groupe hétérogène. Elles sont liées à

des troubles de la vascularisation cérébrale dont il a été recensé plus de 70 causes. La multiplicité de ces causes explique les nombreux termes donnés pour ces états démentiels : démences artériopathiques, Multi Infarct Dementia, états lacunaires (les lacunes sont de petits infarctus), maladie de Binswanger. Pendant longtemps on a attribué un rôle majeur à l'hypertension artérielle (HTA) et aux infarctus. Il semble en fait qu'une bonne partie des démences vasculaires puissent exister sans HTA, ni infarctus. On constate même parfois une tension artérielle basse avec hypotension orthostatique.

3. **Les démences mixtes** (20 % des cas). — Elles associent à l'autopsie les caractéristiques anatomo-pathologiques d'une démence de type Alzheimer et d'une démence vasculaire.

4. **Les autres démences plus rares** (10 % des cas).

— Maladie de Parkinson. 20 % des maladies de Parkinson évolueraient vers une démence sous corticale.

— Chorée de Huntington. Maladie génétique, autosomique dominante, débutant vers 35-40 ans avec des mouvements anormaux à type de tics et des troubles psychiatriques : agressivité, dépression, suicide, et parfois homicide. L'évolution se fait vers une démence sous-corticale.

— Démence de Creutzfeldt-Jacob. Cette maladie comporte des formes transmises génétiquement (formes familiales) et des formes sporadiques transmises par un agent infectieux à transmission non conventionnelle (ATNC ou prion). Elle est rare avec 50 cas par an en France chez des personnes de plus de 50 ans. L'évolution est rapide vers le décès en deux ans. Présence de myoclonies et de signes caractéristiques à l'EEG. Une nouvelle forme vient d'être décrite en Grande-Bretagne, touchant des sujets plus jeunes (20-40 ans) évoluant encore plus rapidement vers le décès (six mois) sans obligatoirement de myoclonies et de signes EEG. Un lien avec l'encéphalopathie spongiforme bovine est une hypothèse discutée actuellement.

III. — Considérations actuelles concernant les démences de type Alzheimer

Depuis la première édition de ce « Que sais-je ? » en 1998, les sciences fondamentales n'ont pas beaucoup progressé, hormis un affinement des outils (Kruczek). Le constat est celui d'une phase de quiescence tant dans l'imagerie médicale que dans les facteurs de risques génétiques, les marqueurs biologiques, et les molécules utilisées en thérapeutique.

IV. — Diagnostic d'une démence de type Alzheimer

1. **Motifs de consultation.** — Une démence débutante peut se révéler par des manifestations souvent trompeuses :

A) *Un syndrome confusionnel.* — L'éclosion d'un épisode confusionnel peut témoigner d'une vulnérabilité due à un état démentiel sous-jacent.

B) *Un trouble psychiatrique.* — Là aussi, n'importe quel symptôme psychiatrique peut témoigner d'une vulnérabilité due à un état démentiel sous-jacent. Il peut s'agir :

— d'un véritable état dépressif ;
— d'idées délirantes, idées de vol ou de préjudice ;
— de troubles du caractère ;
— de troubles du comportement ;
— d'un passage à l'acte médico-légal.

C) *Une baisse d'une ou de plusieurs performances cognitives.* — Chaque fonction cognitive en s'affaiblissant va produire un déficit correspondant. Voici la liste des fonctions supérieures avec le symptôme qui apparaît en cas de baisse des performances :

Fonction	*Localisation*	*Baisse des performances*
Savoir se souvenir	Circuit de Papez	Amnésie D'abord des faits récents Désorientation temporo-spatiale
Savoir parler, comprendre Savoir lire, savoir écrire	Hémisphère gauche	Aphasie
Savoir faire les gestes Savoir s'habiller	Hémisphère droit	Apraxie
Savoir reconnaître les visages	Occipital	Fausses reconnaissances
Savoir être ému	Système limbique	Émoussement affectif Désintérêt
Savoir être inhibé Savoir être inquiet	Cortex frontal	Désinhibition Perte du sens éthique Passage à l'acte médico-légal
Savoir juger et critiquer	Global	Trouble du jugement Pauvreté du raisonnement Perte de l'autocritique

2. **Interrogatoire.** — Des entretiens avec la famille sont indispensables : pour reconstituer l'histoire de l'installation des troubles dans le temps ; pour chercher la notion d'autres personnes de la famille ayant eu une fin de vie marquée par un état démentiel, ou ayant une trisomie ; pour préciser les antécédents somatiques et psychiatriques ; pour connaître les traitements en cours.

3. **Examen clinique, neurologique, psychiatrique.** — L'examen clinique recherche les signes physiques d'une pathologie somatique associée.

— L'examen neurologique recherche des signes de focalisation neurologique.

— L'entretien psychiatrique recherche une souffrance anxio-dépressive, ou délirante.

4. **Évaluation des performances cognitives.** — Le Mini Mental State Examination (MMSE) est un examen rapide des performances cognitives. L'intérêt du MMSE est controversé, mais il reste selon la formule des gériatres « le thermomètre pour prendre la température du cerveau ». Trente performances sont cotées 0 ou 1. Une personne qui fonctionne bien atteint le maximum de 30 points. Un résultat inférieur à 24 témoigne d'un dysfonctionnement (manque de coopération, confusion, dépression, pseudo-démence ou démence). En fait, le résultat est à interpréter en fonction du niveau socioculturel de l'intéressé.

1 à 10	Dix points pour l'orientation dans le temps et l'espace.
11 à 13	Trois points pour la capacité à enregistrer trois noms.
14 à 18	Cinq points pour la concentration et l'aptitude au calcul mental.
19 à 21	Trois points sont accordés si le sujet réussit à se rappeler les trois noms qu'il avait enregistrés avant l'épreuve de calcul.
22 à 29	Huit points pour le langage (trois pour la dénomination, trois pour la compréhension, un pour la lecture, un pour l'écriture).
30	Un point pour les performances praxiques visuo-spatiales.

Cette passation ne doit pas être traumatisante, ni pour l'intéressé, ni pour la famille qui peut être effondrée par la découverte de l'ampleur du déficit cognitif.

5. **Évaluation des activités de la vie quotidienne.** — Il est souhaitable de connaître le degré d'autonomie pour se lever, se laver, s'habiller, manger, faire ses courses, téléphoner, préparer ses médicaments, etc.

La grille AGGIR (Autonomie gérontologique, groupes iso-ressources) est l'outil d'évaluation de la dépendance qui a été choisi et imposé par le ministère. 17 variables sont évaluées. Chaque variable peut être cotée A (fait seul), B (fait partiellement) ou C (ne fait pas). Les résultats obtenus permettent de classer les personnes âgées en six groupes dits « iso-ressources ».

6. **Examens complémentaires.** — Le but des examens complémentaires est d'écarter une cause de pseudo-démence (fig. 1).

La pratique d'une biopsie cérébrale, qui permettrait d'avoir la certitude anatomo-pathologique et le type exact (Alzheimer, Pick, à corps de Lewy) ne se justifie pas.

7. **Mesures concernant les médicaments.**

— Chercher et retirer un médicament connu comme pouvant induire un épisode confusionnel.

— Chercher et retirer un médicament connu comme pouvant induire un état anxieux.

— Chercher et retirer un médicament connu comme pouvant induire un état dépressif.

— Prescrire un traitement antidépresseur. Cette attitude a été recommandée en cas de dépression supposée.

8. **Formulation et annonce de la mauvaise nouvelle.** — Écarter une cause curable de pseudo-démence impose la pratique d'examens complémentaires qui prend du temps. Le résultat d'un test antidépresseur d'épreuve ne peut être jugé avant deux mois de traitement. Ce temps permet à l'entourage de se préparer à l'annonce de l'existence d'une « probable » démence de type Alzheimer. Le diagnostic d'Alzeimer « confirmé » est rarement posé car il exige un examen anatomo-pathologique.

V. — Erreurs diagnostiques

Avant de retenir le diagnostic d'état démentiel de type Alzheimer ou de type vasculaire, il faut écarter une confusion, une dépression, et les autres causes de pseudo-démence.

1. **Un syndrome confusionnel.** — La règle est qu'un dément qui s'aggrave rapidement a une confusion associée dont il faut trouver la cause.

2. **Une dépression pseudo-démentielle.**

A) *Sur un plan théorique, trois situations sont possibles :*

1 / Alzheimer comme monopathologie : l'erreur diagnostique serait ici de dire dépression, et l'erreur thérapeutique serait de prescrire un antidépresseur. On parle ici de démence pseudo-dépressive. Le diagnostic d'Alzheimer sera posé avec retard. Cette erreur est presque souhaitable, elle donne le temps à la famille de se préparer à l'annonce de la mauvaise nouvelle.

2 / Dépression comme monopathologie : l'erreur diagnostique serait ici de dire début de démence, et l'erreur thérapeutique serait l'omission d'une prescription d'un antidépresseur. Il s'agit là d'une première catégorie de dépressions « pseudo-démentielles » qui sont vraiment des pseudo-démences car le suivi pendant des années montre l'absence de survenue de démence.

3 / Alzheimer et dépression sont associées. Deux situations doivent être distinguées :

— Au début de l'installation de l'Alzheimer : le traitement antidépresseur a une double action. Il fait disparaître les symptômes de dépression et il améliore les performances cognitives qui reviennent à la normale. On parle ici de dépressions venant révéler un état démentiel infraclinique car ces patients initialement « guéris » par un antidépresseur évoluent ensuite, quelques années plus tard, vers un véritable état démentiel. Il s'agit là d'une deuxième catégorie de dépressions « pseudo-démentielles » qui peuvent être dénommées rétrospectivement « dépressions prédémentielles ».
— Après plusieurs années d'évolution de l'Alzheimer : un traitement antidépresseur fait disparaître les baisses de performances liées à l'état dépressif et il ne reste plus que les baisses de performances imputables à la démence. Plus la part de la dépression était importante, plus cela donne l'impression que la démence s'améliore. La prise en compte, ou non, de cette possibilité d'amélioration explique que le

taux de prescription d'un antidépresseur chez les déments puisse varier de 5 à 65 % selon les lieux et les pays.

B) *En pratique.* — Une constellation de signes associant des troubles de la mémoire, un désintérêt et un ralentissement psychomoteur peuvent faire évoquer aussi bien une dépression qu'un état démentiel de type Alzheimer. Une série de critères distinctifs ont été proposés, mais, même en ayant recours à ces critères discriminants, il reste parfois difficile de savoir si l'on affaire à une démence pseudo-dépressive, une pseudo-démence ou une dépression prédémentielle.

Il faut alors savoir faire part à l'entourage de notre incapacité diagnostique et proposer un test thérapeutique d'épreuve associant un antidépresseur, une aide relationnelle et des modifications de l'environnement. Trois évolutions sont alors possibles :

— l'aggravation sous antidépresseur amène à remettre en question le diagnostic. Il faut chercher une cause somatique de pseudo-démence ;
— l'absence d'amélioration est difficile à interpréter car le traitement antidépresseur a pu être mal conduit. Une cure d'électro-convulsivo-thérapie peut être proposée ;
— l'amélioration avec disparition des troubles cognitifs est en faveur d'une dépression.

3. **Les autres pseudo-démences.** — Il s'agit de patients étiquetés déments mais dont l'évolution, grâce à la mise en œuvre du traitement d'une cause curable, se fait favorablement avec disparition de la démence que l'on qualifie rétrospectivement de pseudo-démence. Le moyen mnémotechnique TI-TV-TD proposé est le même que celui utilisé pour les confusions (cf. le chapitre sur les confusions). On retrouve les mêmes causes ce qui permet de faire remarquer qu'une pseudo-démence n'est jamais qu'un état confusionnel qui se prolonge. Ces causes ayant déjà été vues, nous nous limiterons aux causes suivantes :

A) *T comme toxique (au sens large).*

1 / Les démences alcooliques dues à la neurotoxicité directe de l'alcool et aux carences vitaminiques. Le traitement associe l'arrêt du toxique et la polyvitaminothérapie à fortes doses. Dans les cas favorables la démence disparaît et l'atrophie est réversible au scanner.

2 / Les pseudo-démences iatrogènes liées à la prise d'un médicament anticholinergique (Léontine) ou d'un anxiolytique-hypnotique (Margaret, Léon).

Léontine, et sa pauvre mémoire imputée à tort à son dentiste. Âgée de 86 ans. La consultation de psychogériatrie avait été demandée pour évaluer un éventuel état dépressif chez cette patiente considérée comme démente. MMSE à 18/30 lié à des troubles de mémoire dont elle a conscience. Elle les attribue à un dentiste : « Ma pauvre mémoire, elle est partie depuis que le dentiste a ligaturé le sinus. » Elle est effectivement cafardeuse, triste, angoissée, et se plaint de solitude. Le jour de cette consultation elle recevait... 90 gouttes d'un neuroleptique anticholinergique qui avait été prescrit en raison d'une plainte d'insomnie. Son inefficacité avait entraîné une augmentation des doses. Il s'agissait non pas d'un état démentiel mais d'un état confusionnel secondaire à une dépression méconnue ayant reçu un médicament ayant une composante anticholinergique.

Margaret, la belle récupération d'une pseudo-démence liée à la potentialisation du Martini par un hypnotique. Son histoire a été rapportée dans un magazine américain *(Cowley)* par son gendre, un confrère, le Dr Westbrook : « Je croyais que ma belle-mère était atteinte d'une maladie d'Alzheimer rapidement progressive lorsque je vis sur sa table de chevet un verre de Martini et une boîte de somnifères. Ils ont été retirés progressivement et... — *she recovered beautifully.* » Il s'agissait non pas d'un état démentiel mais d'un état confusionnel par potentialisation de l'alcool et de ce somnifère qui était, à l'époque, délivré sous la forme de comprimés surdosés.

Léon, son couteau et ses trois benzodiazépines inductrices d'une pseudo-démence. Âgé de 82 ans. La consultation de psychogériatrie avait été demandée, car ce patient, considéré comme dément, avait donné un coup de poing dans l'œil d'une infirmière, puis s'était emparé d'un couteau et exigeait son retour à domicile. MMSE à 11/30. Il recevait... trois benzodiazépines. Il s'agissait non pas d'un état démentiel avec troubles du comportement mais d'un état confusionnel par surdosage en benzodiazépine.

B) *I comme infectieux et inflammatoire.* — La méningo-encéphalite syphilitique (PG) est une cause possible mais elle est exceptionnelle (Monfort). Tous les symptômes psychiatriques peuvent se voir et la pseudo-démence peut être à l'arrière-plan (cf. l'histoire d'Alphonse, l'ancien garçon de cirque délirant, et celle de François, l'ancien coiffeur mélancolique).

C) *T comme traumatique.* — Un traumatisme crânien peut entraîner un hématome sous-dural chronique donnant un état de ralentissement fluctuant au fil des semaines. Le scanner montre souvent le caractère bilatéral de l'hématome.

D) *V comme vasculaire.* — Une hydrocéphalie à pression normale peut être la conséquence d'une hémorragie méningée. Les troubles de l'équilibre ne doivent pas être imputés à une astasie-abasie névrotique anxieuse. L'incontinence ne doit pas être imputée à un adénome de prostate. Le scanner montre de gros ventricules avec une hypodensité périventriculaire, avec des sillons peu visibles. Le geste chirurgical est la pose d'une dérivation.

VI. — **Évolutions**

On pourrait opposer deux types de malades : d'une part, ceux qui n'ont qu'une perte de leurs performances cognitives ; d'autre part, ceux qui ont des troubles du comportement.

1. **Évolution favorable.** — Cela peut paraître paradoxal de penser que l'évolution d'un Alzheimer puisse se faire favorablement. C'est pourtant possible, à domicile et dans certains lieux adaptés sur le plan architectural, avec de petites unités de douze patients. Cette évolution favorable nécessite une pratique psychogériatrique multidisciplinaire avec : l'évitement des médicaments sédatifs ; la mobilisation par des kinésithérapeutes ; des activités d'animation ; le soutien des familles qui peuvent rester présentes. L'évolution d'une personne ayant un état démentiel de type Alzheimer se résume alors à une baisse

régulière des fonctions cognitives, avec en moyenne une perte de 2 points par an au MMSE. La phase où le patient était grabataire, avec des rétractions tendineuses et des attitudes vicieuses, a parfois disparu pour certains patients. On peut en venir à se dire qu'une fin de vie marquée par un état démentiel n'est pas obligatoirement une mauvaise fin de vie. L'absence d'inquiétude liée au syndrome frontal réalise un équivalent de lobotomie. Cet état met le patient à l'abri des angoisses de fin de vie. On peut être un dément heureux. Grâce à l'amélioration de la prise en soins des patients déments, les familles disent même parfois, de leur conjoint ou de leur parent dément : « Il n'est pas malheureux, il n'a peut-être même jamais été aussi heureux. »

2. **Troubles du comportement et évolutions défavorables.** — C'est la présence de ces troubles qui va rendre les malades difficiles et va épuiser les familles et les soignants. Ils ont été décrits dès la première communication faite par Alzheimer en 1907.

A) *Leurs types.* — Tous les symptômes psychiatriques peuvent se voir :

Confusion en sachant que plus l'état démentiel progresse, plus le risque de confusion augmente. La confusion survient souvent sans cause le soir, c'est le *sundowning*. Insomnie ou plutôt inversion du rythme nycthéméral avec déambulations nocturnes. Troubles du comportement alimentaire, syndrome de Klüver-Bucy (apathie associée à une hyperactivité sexuelle et alimentaire). Incontinence urinaire parfois favorisée par une myorelaxation due aux benzodiazépines. Incapacité à rester immobile. Errance et fugues. États anxieux, peur de se lever et de quitter le fauteuil, rituels. Humeur triste avec ou sans pleurs. Isolement, absence de réponse aux propositions d'activité. Euphorie avec désinhibition comportementale et sexuelle. Idées délirantes de méfiance et hallucinations. Exigences capricieuses, agitation, cris et hurlements, épisodes de rage et de violence.

B) *Deux conséquences.* — Les troubles du comportement risquent d'être l'objet d'une méconnaissance ou d'une intolérance. Le repli et l'isolement risquent de passer inaperçus conduisant à l'installation rapide d'un état végétatif avec grabatisation. L'agitation violente risque d'entraîner la prescription de sédatifs à forte dose conduisant à un état de confusion stuporeuse puis grabatisation.

C) *Causes.* — La philosophie souhaitée est bien exprimée par la formule d'Eastwood *wondering about wanderers*. Elle consiste à émettre quatre hypothèses concernant des causes curables :

1 / L'existence d'une cause médico-chirurgicale.

L'agitation peut-être due : à une douleur liée à une urgence médicale (globe vésical, fécalome, abcès dentaire, infarctus) ou à une urgence chirurgicale (fracture engrenée, hernie étranglée, appendicite) ; à une crise d'épilepsie partielle. Un état d'isolement avec repli peut être dû aux mêmes causes. Les hallucinations et les hurlements peuvent être dus à une déafférentation sensorielle. La violence peut correspondre à une fureur épileptique.

2 / L'existence d'une pathologie iatrogène.

L'agitation peut être due : à une akathisie* secondaire à un traitement neuroleptique ; à un sevrage en benzodiazépine ; à un médicament anxiogène. L'errance peut correspondre à une akathisie. Les hallucinations peuvent être dues à un sevrage en benzodiazépines, à un traitement antiparkinsonien. Un délire peut être dû à un médicament ayant une composante atropinique. Un état de retrait peut être dû : à un syndrome confusionnel lié à un médicament ayant une composante atropinique ou à un surdosage en anxiolytique/hypnotique ; à un médicament dépressogène.

3 / L'existence d'un trouble psychiatrique associé.

Il impose la recherche d'antécédents psychiatriques personnels et familiaux et l'analyse du trouble du comportement. L'agitation peut être due : à de l'anxiété ; à une dépression ; à un état maniaque. Un état dépressif peut se traduire par : de la peur ; des crises de panique ; de colère ; de l'agitation ; des fugues ; un refus oppositionnel ; un isolement. Un état d'isolement avec repli peut correspondre à un déficit schizophrénique. Un délire, dans lequel on perçoit des thèmes de jalousie ou d'érotomanie avec une ébauche de systématisation du délire, va conduire à évoquer : une dépression délirante ; une manie délirante ; un état mixte délirant. Les hallucinations peuvent être dues à une manie. La violence peut correspondre : à une dépression hostile ; à des états de fureur maniaque. Les conduites de désinhibition sexuelle et la déambulation avec insomnie peuvent correspondre à un état maniaque. Une étude australienne concernant des déments agités en maison de retraite a isolé un facteur dénommé « comportement bruyant ». La présence de ce facteur est associé à des antécédents psychiatriques et à un score élevé de dépression.

4 / L'existence d'un facteur environnemental. L'errance peut correspondre en fait à un comportement de fugue, c'est-à-dire une démarche orientée dans un but précis qui peut être de fuir l'institution, d'aller sur son ancien lieu de travail ou son ancien domicile. L'agitation peut être celle d'un homme dément, pudique, blessé, qui ne supporte pas que sa toilette intime soit effectuée par une femme. À l'inverse, une agitation au décours du passage du gant de toilette peut être liée à la peur d'être débordé par une excitation sexuelle devenue moins contrôlable. Il peut aussi se révolter lorsqu'il se sent obligé de se soumettre à une garde-malade dominatrice. Il peut alors confier, ou écrire, en l'absence de cette dernière : « J'étouffe. »

Un état démentiel de type Alzheimer est retenu comme la cause du trouble du comportement lorsque les quatre hypothèses précédentes n'ont pas abouti. L'errance peut correspondre à une véritable déambulation sans but. La déambulation nocturne peut être uniquement liée à une perte du rythme veille-sommeil. Les idées délirantes peuvent être imputées à l'Alzheimer lorsqu'elles sont liées à l'oubli à mesure et à la non-reconnaissance des objets et des visages : idées de déplacement d'objet, de vol, idée que le médecin ou le conjoint sont un imposteur qui s'est introduit dans la maison. Les conduites de désinhibition sexuelle peuvent ne correspondre qu'à un syndrome frontal patent.

VII. — Accompagnement et traitement

La prise en charge d'un patient ayant un état démentiel est multidisciplinaire (Léger) :

1. **Concernant l'environnement et ses repères.**
— À domicile : il faut permettre au sujet de garder ses repères dans son lieu de vie habituel qui doit être aménagé. Il faut aussi penser aux risques d'explosion (couper le gaz), d'incendie, de défenestration (pose de balustrades), d'absorption de produits domestiques toxiques (placards fermés à clé), de chutes (pose de barres d'appui, suppression des tapis).
— En institution : lorsque le moment de la poursuite de sa vie en institution est arrivé, il faut créer de nouveaux repères pour le patient et lui donner le sentiment d'une continuité de son identité (objets personnels, calendrier, etc.). Il faut avoir des espaces de déambulation, fermés sur l'extérieur (pour éviter les fugues), mais ouverts sur un jardin ou un parc intérieur.

2. **Concernant les activités d'animation.** — Il faut du personnel pour permettre au dément d'avoir des activités qui utilisent ce qu'il lui reste de ses performances et de ses souvenirs. Les activités qui ont des chances de réussir sont celles qui sont centrées sur la recherche de plaisir (chorale, danse, cuisine, coiffure, soins esthétiques, dessin-peinture, ateliers en présence d'enfants, etc.). Il faut aussi accepter les risques des sorties à l'extérieur (courses au marché, croisière sur le Rhin, etc.). Le patient dément reste dément, mais, de dément malheureux, il se transforme en dément heureux. L'entourage est apaisé et déculpabilisé. Les équipes sont protégées du risque d'épuisement. Les activités ludiques, art-thérapie, se situent quelque part entre les activités occupationnelles et les psychothérapies (thérapies avec médiation).

3. **Psychothérapies.** — Faut-il parler de *psychothérapie des déments* qui serait composée d'outils spécifiques réservés à l'usage des psychothérapeutes ? Faut-il se

limiter à un objectif moins ambitieux qui serait l'acquisition des éléments de base d'une *aide relationnelle simple* à l'usage des soignants (Richard) ? On n'écoute pas une personne âgée démente comme on écoute un adulte jeune. Au début de l'évolution d'un état démentiel, la classique psychothérapie de soutien est la bienvenue. Elle consiste à adopter une attitude empathique*, à réassurer, à fournir des explications apaisantes, à passer du temps aux séances de remémoration du passé pour redonner à l'intéressé son identité et le sens de sa continuité. Lorsque l'état démentiel est plus avancé une technique consiste à écouter en redisant le dernier mot ou le dernier phonème entendu. Le patient a le sentiment que l'on cherche à comprendre son discours qu'il poursuit. On a parfois, ainsi, la surprise de comprendre quelques éléments ou, du moins, a-t-on l'impression de croire à quelque chose qui a un sens. Le dément sent qu'il a été compris : il s'apaise.

4. **Médicaments.**

A) *Médicaments spécifiques de la maladie d'Alzheimer.* — Les anticholinestérasiques ont pour visée de pallier le déficit en acétylcholine (donezepil-Aricept®, rivastigmine-Exelon®, galantamine-Reminyl®). La memantine-Ebixa® agit par un autre mécanisme.

B) *Traitements des troubles du comportement.*

1 / Traitement d'une cause médico-chirurgicale : il est possible d'emmener un dément aux toilettes pour le faire uriner, d'évacuer un fécalome, de traiter une douleur, d'opérer une cause chirurgicale, d'adapter un amplificateur de sons à un hypoacousique pour diminuer l'intensité de sa voix, de mettre en œuvre un traitement par benzodiazépine à visée antiépileptique.

2 / Traitement d'une cause iatrogène : il est possible d'arrêter un neuroleptique en cas d'akathisie, de reprendre une benzodiazépine en cas de syndrome de sevrage, d'arrêter un médicament anxiogène, dépressogène, ou confusiogène en particulier un anticholinergique.

3 / Traitement d'un trouble psychiatrique associé. Un état anxieux va bénéficier d'un anxiolytique. Des attaques de panique et une dépression vont bénéficier d'un antidépresseur dénué de composante anticholinergique. Une manie délirante ou un délire chronique vont bénéficier d'un neuroleptique. Un trouble bipolaire de l'humeur va bénéficier d'un stabilisateur de l'humeur choisi en évitant les produits proconvulsivants et ceux qui ont trop d'interactions.

4 / Traitement d'un facteur environnemental. L'apport d'une photo ou d'un objet ayant encore un sens pour le patient suffit parfois à faire cesser un comportement de fugue.

5 / Traitement symptomatique des troubles du comportement. Il n'y a pas de consensus sur le choix de la molécule car il n'y a eu à ce jour que sept essais contrôlés en double aveugle.

— Le tranquillisant choisi peut être un neuroleptique à condition d'utiliser une faible dose d'un produit sans composante anticholinergique. Le neuroleptique sera contre-indiqué en cas de syndrome parkinsonien et de suspicion de démence à corps de Lewy.

— Le tranquillisant choisi peut être une benzodiazépine à condition : d'utiliser une faible dose ; en espaçant les doses pour éviter l'accumulation et la sédation ; en évitant les hypnotiques d'action rapide en raison du risque de confusion au moment du pic plasmatique et de rebond d'anxiété à distance de la prise.

— Pour éviter d'augmenter les doses, on peut associer une faible dose d'un neuroleptique et une faible dose d'une benzodiazépine.

— Certains psychotropes ont été proposés dans une perspective transnosographique : antidépresseur sérotoninergique pour traiter des comportements qui seraient sous-tendus par une impulsivité excessive, stabilisateur de l'humeur anticonvulsivant pour traiter des comportements agressifs.

— Un traitement hormonal plutôt qu'un traitement neuroleptique sédatif a été proposé dans les conduites de désinhibition sexuelle liées à un syndrome frontal.

Voici trois exemples de patients ayant une démence de type Alzheimer et des troubles du comportement chez lesquels un antidépresseur, associé à un traitement neuroleptique à très faible dose, a contribué à une évolution favorable :

Ferdinand, l'homme qui disait : « Faut pas me prendre pour un con. » Âgé de 82 ans, il avait un MMSE à 0/30. Adressé à la consultation de psychogériatrie en raison d'une fluctuation extrême du comportement, tantôt sympathique et souriant : « T'es gentil », tantôt très méfiant et violent, délivrant des coups : « Faut pas me prendre pour un con, j'te, j'te... » Idées délirantes de jalousie épuisantes pour l'entourage. La mise sous antidépresseur et stabilisateur de l'humeur anticonvulsivant a rendu le comportement plus tolérable.

Anabelle, la centenaire qui disait : « Jamais. » Âgée de 102 ans, elle avait un MMSE à 0/30 et avait été adressée à la consultation de psychogériatrie pour des hurlements. À la demande d'autorisation pour lire la lettre des confrères, malgré son aphasie, elle réussit à faire comprendre son opposition en répondant distinctement : « Jamais. » La mise sous antidépresseur a amélioré le comportement mais n'a pas empêché le « glissement » qui semblait avoir été décidé par la patiente. Le décès est survenu en quelques semaines, dans un contexte moins éprouvant.

Lucette, la menace de suicide pour réintégrer son domicile contre l'avis de son neveu. Âgée de 78 ans, elle avait un MMSE à 18/30. Hospitalisation pour une confusion. Évolution favorable initiale jusqu'à l'apparition d'idées de suicide exprimées à l'égard de son neveu lorsque celui-ci lui dit qu'il s'opposerait à son retour à domicile. Des entretiens, difficiles, avec le neveu et la mise sous antidépresseur ont permis un retour et un maintien à domicile qui dure depuis trois ans.

5. **L'information des familles.** — L'association France-Alzheimer contribue à aider ces familles en les écoutant et en délivrant des informations. Les familles se posent inlassablement de nombreuses questions : Pourquoi est-il malade ? Comment le comprendre ? Comment aménager l'appartement ? Qui peut nous aider à le garder ? Faut-il choisir une maison spécialisée dans la prise en charge des déments ? Combien cela va-t-il coûter ? Les familles sont maintenant assez bien informées sur les baisses des performances cognitives, mais elles ne le sont pas assez à propos des troubles du comportement. Lorsqu'ils surviennent, ils sont vécus comme imprévisibles et incompréhensibles. Les familles non prévenues peuvent être traumatisées.

6. **Le soutien des familles.** — Avoir un être proche malade, victime d'un état démentiel est une vraie épreuve de vie. Les familles peuvent avoir un espoir inconsidéré ou un désespoir excessif. Elles peuvent aussi banaliser la situation. Elles peuvent se révolter et agresser les aidants (infirmières, médecins, auxiliaires de vie). La famille peut « exploser ». Des conflits, jugulés la vie durant par celui ou celle qui faisait fonction de ciment, peuvent apparaître aux yeux de tous. Des secrets de famille sont fréquemment dévoilés. L'aidant principal, le conjoint ou l'un des enfants, épuisé, peut décéder avant le patient dément. La mort de cet aidant vient parfois révéler que celui-ci calmait, minimisait ou colmatait les pertes cognitives et les troubles du comportement. Les autres membres de la famille sont alors brutalement désemparés.

7. **L'adjonction d'aides extérieures.** — L'aidant principal a spontanément le sentiment qu'il va pouvoir, à lui seul, arriver à assurer le maintien à domicile. Cette philosophie est sous-tendue par des motivations affectives et économiques : « J'y arriverai seul. Si je commence à lâcher prise, je vais tout lâcher. Je n'ai pas les moyens de prendre quelqu'un. » Le maintien à domicile va, en fait, progressivement nécessiter l'adjonction de personnes « étrangères » : auxiliaires de vie, infirmières, kinésithérapeute, tuteur, etc. Ces aides peuvent être vécues comme des intrusions. Le patient ou sa famille peuvent se révolter. Aider sans dominer l'autre est à la fois un don et un métier. La multiplicité des aidants a au moins un avantage : elle permet d'éviter la prise en charge exclusive par une seule personne (risque d'épuisement, de relation fusionnelle, de captation affective, de maltraitance).

8. **La réévaluation périodique du choix du lieu de vie.** — Deux attitudes extrêmes sont à éviter : 1 / La poursuite acharnée du maintien à domicile. Le risque est l'épuisement successif de tous les aidants qui peuvent « craquer » (médecin généraliste, famille, auxiliaire de vie). 2 / Le « placement » en urgence dans un lieu non choisi, avec le sentiment d'*abandonner* son conjoint ou

son parent dans un « mouroir ». Les familles hésitent entre ces deux attitudes et reçoivent des avis contradictoires : « Gardez-le le plus longtemps possible, sinon il va mourir », ou : « Placez-le vous n'arriverez jamais à le garder. » Des lieux de « guidance familiale », tels que les CLIC, peuvent aider la famille à mieux connaître les limites du maintien à domicile qui peuvent être atteintes à cause de plusieurs facteurs : en cas d'absence d'entourage suffisamment motivé (couple antérieurement désuni, conflits antérieurs) ; en cas d'épuisement physique ou moral de l'aidant principal ; en cas d'atteinte du seuil que s'était fixé l'aidant (« Je le garderai jusqu'au jour où il ne me reconnaîtra plus, tant qu'il ne sera pas incontinent ») ; en cas de troubles du comportement trop sévères (désinhibition alimentaire, désinhibition sexuelle, désinhibition des comportements violents) ; en cas d'épuisement des auxiliaires de vie ; en cas d'épuisement des ressources économiques ; en cas de domicile trop exigu pour héberger une garde-malade devenue nécessaire la nuit ; en cas d'aggravation médicale ou chirurgicale.

9. **La préparation du changement de lieu de vie.** — La décision du changement de lieu de vie est une épreuve dans laquelle la famille a besoin d'être guidée et déculpabilisée. Il est souhaitable qu'elle soit préparée (temps de parole avec le patient, visites préalables, accueil de jour, accueil temporaire). Le jour de la mise en institution le comportement du patient va être imprévisible : il peut rester stable, il peut s'aggraver et mourir rapidement, il peut s'améliorer et profiter d'une ambiance sociale qu'il avait perdue du fait de son isolement à domicile. Certaines familles disent alors : « Si nous avions su, nous vous l'aurions *confié* plus tôt. » Plus les familles ont eu antérieurement un lien d'attachement marqué par l'ambivalence, plus elles vont avoir du mal à se détacher. Ce détachement est vécu comme un abandon. Ce vécu suscite de la culpabilité qui va se transformer en agressivité à l'égard des soignants qui vont être accusés d'en faire trop ou pas assez.

Chapitre VI

AUTRES SITUATIONS

I. — Les troubles du sommeil

1. **Sommeil physiologique.** — Lors de l'avance en âge, les personnes se couchent plus tôt, et se lèvent plus tôt (avance de phase). Elles passent plus de temps au lit, font plus de siestes et ont plus de réveils nocturnes (diminution de l'amplitude des rythmes circadiens). La durée du sommeil lent profond est diminuée, le sommeil paradoxal est peu diminué mais il est réparti tout au long de la nuit, le temps total de sommeil reste inchangé mais il est fragmenté par les réveils, ce qui peut donner au dormeur le sentiment d'un mauvais sommeil. Comme on ne se souvient que de ses réveils, on peut être amené à penser que l'on n'a pas dormi (pseudo- insomnie).

2. **Plaintes d'insomnie.** — Quand une personne âgée se plaint d'une insomnie responsable d'une fatigue diurne, il est souhaitable de procéder à une évaluation (Kales, Prinz) et de ne pas prescrire de benzodiazépine à visée hypnotique tant que l'on n'a pas écarté :

- une simple fragmentation physiologique du sommeil liée à l'âge ;
- une dépression qui nécessiterait en fait un antidépresseur sédatif ;
- la prise d'un médicament connu pour augmenter les systèmes d'éveil. Quand cela est possible, il est alors souhaitable de diminuer ou d'arrêter ce médicament ;
- une pathologie organique ;

— un syndrome d'apnée du sommeil. Le risque serait une aggravation de ce syndrome et un risque de décès. Chez les plus de 65 ans, il y aurait 30 % de personnes ayant ce syndrome. Typiquement il s'agit d'une personne obèse, hypertendue, connue pour ronfler la nuit. Une apnée est un arrêt de la ventilation pendant plus de dix secondes. La conséquence d'une apnée est la baisse de la saturation du sang en oxygène. Au-delà d'un certain seuil, cette baisse entraîne un micro-éveil et une reprise de la ventilation. Plus le nombre d'apnées est élevé, plus le sommeil est fragmenté par ces micro-éveils, plus le dormeur est fatigué au réveil et somnolent dans la journée. Il peut même présenter un tableau de pseudo-démence. Un enregistrement polygraphique d'une nuit de sommeil confirme le diagnostic d'apnées de sommeil en montrant le nombre et la durée des apnées ainsi que le degré de désaturation en oxygène ;
— un rebond d'éveil en deuxième partie de nuit lié à la prise la veille au soir d'un produit dont l'effet hypnotique a une durée courte. L'effet hypnotique est suivi d'un rebond d'insomnie (ce produit peut être de l'alcool ou une benzodiazépine ayant une durée d'action brève comparable à celle de l'alcool).

En pratique, il faut commenter les règles d'hygiène de sommeil et savoir utiliser la prescription d'une benzodiazépine à dose faible et en cures courtes.

II. — **Les douleurs**

Il est souhaitable :

— de se souvenir qu'une personne âgée ne peut pas éprouver un bien-être psychologique si elle a mal ;
— de ne pas méconnaître une pathologie douloureuse chez un dément qui s'agite, qui crie ou qui reste immobile ;
— de connaître les trois paliers de l'OMS en matière d'antalgiques ;
— de savoir que l'association paracétamol-codéine de deux principes actifs qui ont la même demi-vie (quatre heures) est plus logique que l'association paracétamol-propoxyphène qui ont des demi-vies différentes ;
— de savoir utiliser la morphine en cas de résistance aux traitements précédents.

III. — L'alcoolisme

1. **Fréquence.** — Là aussi, comme pour la plupart des troubles psychiatriques, il y aurait une diminution de l'alcoolisme avec l'âge. Comme pour les autres troubles cette diminution pourrait être réelle et liée à une surmortalité des malades alcooliques avec l'avance en âge, mais il ne pourrait s'agir que d'une pseudo-diminution liée à la honte lorsque l'on est âgé à faire part de ses habitudes d'alcoolisation. Enfin, un certain nombre de recours à l'alcool pourraient être remplacés par un recours aux benzodiazépines. Parmi les malades alcooliques âgés, deux tiers seraient des alcoolismes de l'adulte ayant vieilli, et un tiers serait des maladies alcooliques à début tardif (Atkinson). Le recours à l'alcoolisation peut survenir lors de la confrontation aux événements de vie liés à l'âge. Une étude a montré que les veufs étaient plus souvent malades alcooliques que les hommes mariés. Les auteurs font jouer un rôle central à l'épouse qui avait peut-être, de son vivant, soit une fonction de contrôle sur l'alcool, soit une fonction d'anxiolytique.

2. **Comorbidité.** — La moitié des malades alcooliques âgés hospitalisés a une encéphalopathie. En cas de dépression associée, il est classique de dire qu'il faut d'abord obtenir le sevrage. Seules les dépressions qui persistent après le sevrage nécessiteraient un antidépresseur. Si on applique cette règle, il faut être vigilant car les sevrages sont parfois l'occasion d'une aggravation de la dépression, avec un risque de suicide. Comme les benzodiazépines, l'alcool aggrave les apnées du sommeil.

3. **Clinique.** — Toute personne âgée amenée aux urgences pour confusion, délire, hallucinations, chute ou fracture, a peut-être une alcoolémie élevée qui mérite d'être authentifiée (cf. l'histoire de Jean, l'homme tombé de sa terrasse).

IV. — Les pathologies somatiques révélées par un symptôme psychiatrique

Le fait que bon nombre de pathologies (toxiques, infectieuses, traumatiques, vasculaires, tumorales, démentielles, etc.) puissent évoluer longtemps avec le masque d'une affection psychiatrique amène à la règle suivante : *tout symptôme psychiatrique apparaissant chez une personne âgée devrait faire l'objet d'un MMSE, d'un examen neurologique et d'examens complémentaires orientés par le contexte.*

V. — Les pathologies neurologiques

De nombreuses maladies neurologiques sont associées à des symptômes psychiatriques et/ou à des pathologies psychiatriques. Nous avons vu le cas des états démentiels de type Alzheimer, des maladies de Huntington (cf. les autres démences plus rares, p. 88). Un autre exemple est celui de la maladie de Parkinson. Grâce à l'introduction de la L-Dopa en 1968, cette maladie ne diminue plus notablement l'espérance de vie. Après une durée d'évolution, qualifiée de lune de miel, pendant laquelle les troubles moteurs sont contrôlés par le traitement, certains parkinsoniens vont souffrir de symptômes psychiatriques : attaques de panique, dépression, pseudo-hallucinations. Ceux-ci peuvent être dus à la maladie de Parkinson, à son traitement ou à un trouble psychiatrique associé (Vasquez). Il importe alors d'abord de supprimer, quand ceci est possible, les médicaments favorisant les hallucinations puis de traiter une éventuelle dépression associée.

VI. — Les maltraitances

Il s'agit d'un sujet difficile, encore méconnu bien que les études fassent apparaître une fréquence non négligeable. L'avance en âge de la population, avec bientôt 20 % de la population qui aura plus de 65 ans, va aller de pair avec une augmentation des situations de maltraitance. L'un des mots clés est la diversité : diversité des sévices, diversité des auteurs, diversité des victimes. Les personnes âgées peuvent être à la fois « martyrs et tirelires » (Saussure). Dans ces situations de maltraitance aux personnes âgées, le médecin praticien a un rôle central. C'est lui qui peut dépister les cas de maltraitance. La conduite à tenir n'est pas simple, mais elle devient moins difficile lorsque le médecin intervient avec l'aide de partenaires médicaux, sociaux et juridiques (Monfort).

VII. — La vie affective et sexuelle

Il est souhaitable de savoir que la vie affective et sexuelle se poursuit avec l'avance en âge (Leyglene). Cette vie se limite parfois à des fantasmes. Mais elle est parfois ancrée dans la réalité avec la poursuite de relations sexuelles. Dans la plupart des cas, les personnes âgées sont reconnaissantes et soulagées lorsqu'on leur fait savoir que l'on connaît cela en leur disant, par exemple : « Jusqu'à sa mort un homme reste un homme et une femme reste une femme. » Quand les personnes âgées perçoivent une écoute attentive et tolérante, elles peuvent confier leurs préoccupations et leurs espoirs :

Delphine et ses deux bras prêts à enserrer. Âgée de 87 ans, elle est veuve depuis 26 ans, mère de sept enfants avec de nombreux petits-enfants. Après trois consultations motivées par un état de tristesse, elle peut parler de sa vie affective et sexuelle : « Merci de me l'avoir dit, je pensais qu'avec l'âge cela s'éteignait. J'ai parfois des idées qui ne sont pas de mon âge. Quand on est jeune, on n'imagine pas ça. Il m'arrive de penser à la séduction que je peux exercer sur les gens, ce n'est pas pour plaire à un homme, c'est pour ne pas déplaire. J'ai deux jambes qui marchent bien, deux bras qui sont prêts à enserrer. »

VIII. — Le suicide des personnes âgées

1. **La réalité des chiffres.** — En matière de suicide des personnes âgées, il est possible de faire dire aux chiffres ce que l'on veut :

A) Si l'on se base sur les causes de la mort chez les personnes âgées, le constat est rassurant : le suicide est la dernière cause de la mort chez les personnes âgées. En effet, avec l'avance en âge, toutes les maladies sont présentes et ce sont elles qui sont les causes de la mort : cancer, accident cardio-vasculaire, etc. Ces maladies occupent toutes les premières places et la mort par suicide va occuper « naturellement » la dernière place. Cela ne signifie pas que les personnes âgées se suicident peu mais que, à cet âge, ce sont les maladies qui entraînent le plus souvent la mort.

B) Si l'on se base sur le nombre de morts par suicide selon les tranches d'âge, le constat est que 4 000 des 12 000 morts par suicide chaque année sont des personnes de plus de 60 ans. Les personnes âgées sont bien celles qui se suicident le plus. En dehors de l'Autriche et de la Hongrie, la France détiendrait le record d'Europe de la mort par suicide chez les hommes âgés de plus de 75 ans. Chacun sait que le taux de mortalité infantile est le reflet de l'existence et de la qualité des soins pédiatriques d'une nation. De la même manière, le taux de mortalité par suicide chez les personnes âgées est un indicateur de l'existence et de la qualité des soins psychiatriques aux personnes âgées : la France occupe le dernier rang derrière l'Autriche et la Hongrie ! Ce n'est pas une surprise : il n'y a jamais eu, en France, de moyens véritables pour la psychiatrie des personnes âgées.

Plus la personne est âgée, plus la méthode utilisée laisse peu de chances à l'intéressé d'échapper à la mort : défenestration, pendaison, arme à feu. La détermination de la personne âgée à se donner la mort peut se lire derrière les chiffres qui déterminent le rapport entre le nombre de suicides et le nombre de tentatives de suicide. Ce rapport est 4 à 5 fois plus élevé chez la personne âgée (un suicide pour deux à quatre tentatives de suicide) que chez l'adulte jeune (un suicide pour dix à vingt tentatives de suicide). Le psychiatre est beaucoup moins souvent appelé pour une tentative de suicide chez la personne âgée que chez l'adulte jeune. Cette rareté des tentatives de suicide conduit à penser, à tort, que la personne âgée ne se suicide pas.

2. **Pourquoi ?** — Les « autopsies psychologiques » sont des études qui consistent à rechercher les facteurs de risques qui ont pu précéder la mort (histoire de vie, maladies, événements récents, etc.). La comparaison des morts par suicide et des autres morts a montré que la personne âgée suicidée n'avait pas eu plus de pertes récentes que les autres. Par contre, il a été mis en évidence d'autres facteurs de risques : une dépression, une maladie somatique, une fin de vie en milieu rural (le taux de suicide chez les personnes âgées en milieu rural peut être jusqu'à six fois plus élevé qu'en milieu urbain), la perte pendant l'enfance de l'un de ses deux parents, le fait d'être un « survivant ». Le passage à l'acte suicidaire pourrait être facilité plusieurs décades après un traumatisme dont l'intéressé a réchappé avec le sentiment coupable d'appartenir à « ceux qui sont restés » (déportation, accident, catastrophe naturelle, suicide d'un proche). Alors qu'une dépression apparaît comme le facteur de risque principal, seulement 10 % à 25 % des futurs suicidés avaient eu une ordonnance d'antidépresseurs. À côté de ces facteurs de vulnérabilité, il existe peut-être des facteurs de protection. De manière inattendue, le taux de suicide chez les déments est plus bas que chez les non-déments. Un état démentiel pourrait-il être un facteur de protection contre le risque de suicide ?

3. **Désir de mort et dépression**. — Une dépression peut-être masquée derrière le désir de mort. La plupart des patients qui disent vouloir mourir sont en fait en demande d'une aide pour poursuivre leur vie malgré un état d'angoisse et une douleur morale. Les Pays-Bas, le pays qui a le plus débattu sur le concept de « décisions médicales de fin de vie », oppose deux situations. D'une part, les situations de souffrance physique : si deux critères sont remplis (une souffrance physique insupportable et l'absence d'issue curable) et si deux médecins donnent un avis favorable à la demande de l'intéressé, alors l'euthanasie qualifiée d'« aide à la mort » n'est pas poursuivie par les tribunaux. D'autre part, les situations de souffrance psychique : la position des Pays-Bas est

bien différente, l'euthanasie est ici qualifiée de « suicide assisté » ; contestée et contestable, elle est poursuivie par les tribunaux. Récemment un homme politique âgé et déprimé a été l'objet d'un suicide assisté et le médecin a été condamné avec sursis, ouvrant ainsi une porte. Lorsque l'intéressé, la famille et l'équipe soignante ont renoncé à l'option d'un acharnement thérapeutique, lorsque des soins de confort sont assurés, lorsque la douleur physique est soulagée, lorsque l'angoisse et la douleur morale sont prises en compte et traitées, la plupart des personnes âgées ne réclament plus la mort.

4. **Prévention.** — Dépister les personnes âgées qui vont se suicider est une mission qualifiée d'« impossible ». Par contre, apprendre à mieux repérer les personnes déprimées est un objectif réalisable. L'acteur du dépistage est le médecin généraliste (Rutz). Toutes les études ont montré que trois quarts des personnes qui se sont donné la mort avaient consulté leur médecin généraliste pendant le mois qui avait précédé le suicide.

Une fois la dépression repérée, il faut beaucoup de prudence et de tact. La personne âgée risque de refuser le mot « dépression » et la prescription d'un antidépresseur. La personne âgée va, par contre, accepter volontiers l'idée qu'elle traverse une période de fléchissement d'énergie, de perte de vitalité chargée d'angoisses. Il est alors possible de proposer un test antidépresseur d'épreuve que certains psychogériatres canadiens présentent comme « une capsule d'énergie ». Le pessimisme thérapeutique des médecins concernant les dépressions des personnes âgées doit être renversé. Le pronostic d'un état dépressif traité est aussi bon chez la personne âgée que chez l'adulte jeune. À coté des antidépresseurs; il faut dire un mot du lithium et des personnes âgées. On voit trop souvent des interruptions de lithium chez les personnes âgées alors qu'il aurait suffi de diminuer les doses et d'augmenter la fréquence des contrôles. Le maintien sous lithium permet de ramener le taux de suicide à celui de la population générale.

L'environnement doit aussi être pris en compte : « L'homme est le seul remède de l'homme. » Si l'isolement affectif est considéré comme l'un des facteurs lié à la dépression, il serait alors souhaitable de favoriser tout ce qui relève du « traitement social de la solitude », tant à domicile que dans les institutions, pour diminuer ce qui a été dénommé le « suicide silencieux des personnes âgées » (Kagan et Grangier).

IX. — La mort des personnes âgées

Plus on avance en âge, plus l'espérance de vie diminue, plus la proximité de la mort augmente. Et... la mort arrive. Pour prendre conscience de la fréquence de survenue de cet événement, on peut rappeler que, parmi les résidents des maisons de retraite, un sur cinq sera mort au bout d'un an. Puisque la mort est attendue à court terme et peut survenir à tout instant, la psychogériatrie devrait contribuer à faciliter les conditions pour augmenter le nombre de « bonnes morts » et diminuer la fréquence des situations qui amènent les enfants à écrire des livres comme, par exemple : *Pardon, ma mère, pour cette mort-là* (Chauchard). Il faudrait donc pouvoir préparer la mort sur le lieu de vie de la personne âgée :

— Au domicile : 85 % des personnes âgées de 85 ans continuent à vivre à leur domicile. Ce chiffre pourrait conduire à penser que la plupart des personnes âgées meurent dans leur lit, à leur domicile. La réalité est à l'opposé. La majorité des Français meurent à l'hôpital en raison de plusieurs facteurs qui poussent au transfert d'urgence à l'hôpital : l'espoir de trouver une issue favorable ; le souhait de tout faire pour qu'il n'y ait pas « une perte de chances » ; la peur, la honte et la culpabilité d'assumer une mort à domicile ; enfin et surtout, les difficultés à obtenir les conditions d'une bonne mort à domicile, à commencer par la présence permanente d'une personne. La personne âgée est donc transférée à l'hôpital. Dans certains cas, la personne âgée n'y meurt pas, grâce à des soins curatifs qui peuvent être subis comme une violence. Elle retourne alors dans son lieu de vie, à domicile ou en foyer-résidence. L'entourage peut alors confier : « Depuis son passage à l'hôpital, on lit la terreur dans ses yeux. » Dans les autres cas, la personne âgée meurt à l'hôpital. La personne âgée sait que cette mort à l'hôpital n'est pas en général une bonne mort. Ce qui précède cette mort à l'hôpital fait encore plus peur. Peur de se retrouver seul et angoissé dans une ambiance faite d'absence de sollicitude affective. Cette peur va entraîner un triple évitement : d'abord, un évitement en pensée : la personne âgée va penser, à tort, qu'une bonne mort est une mort subite, ou une mort qui survient pendant le sommeil ; il s'agit ensuite d'un évitement des paroles concernant la mort : peu de personnes âgées osent spontanément en parler aux soignants, sauf si ceux-ci disposent de temps et laissent percevoir leur capacité à aborder ce sujet ; enfin, il s'agit d'un évitement de l'événement lui-même : dès qu'une personne âgée apparaît mourante, le réflexe est le transfert à l'hôpital. Le cercle vicieux est pérennisé.

— En maison de retraite, en EHPAD, des efforts sont faits pour que ces lieux de vie puissent être aussi des lieux où l'on puisse y avoir une bonne mort. Une mort lente et sereine, entourée affectivement par des êtres chers, dans une ambiance de lucidité, de tendresse et de pardon. Plus que d'une mort, il s'agit alors d'un passage de la vie à la mort, d'un événement naturel, de la fin d'un cycle qui, dans le cas des personnes âgées, aura été un cycle long. S'engager à diminuer le risque de « transferts illégitimes » et donner aux personnes âgées l'occasion de parler de la mort sont deux actions qui peuvent apporter un soulagement aux personnes âgées. Souvent les personnes âgées disent : « La mort, non, je ne veux pas en parler. » Puis, sans marquer de pause, elles peuvent alors parler sans discontinuer pendant une bonne dizaine de minutes.

— À l'hôpital, des efforts sont faits dans certains services hospitaliers, pour que l'on y meure mieux, mais, malgré la multiplication des chartes et des certifications, la crise de l'hôpital demeure, l'inhumanité est flagrante, l'hôpital est un orchestre sans chef et « le service des morts peut donner l'impression à la famille que la dépouille mortelle est évacuée comme un déchet » (de Kervasdoué).

CONCLUSION

La lecture de ce livre est terminée, à moins que le lecteur n'ait décidé de commencer la lecture par la conclusion. Le premier a peut-être besoin d'être guidé pour savoir quoi retenir, le deuxième a besoin de savoir ce qu'il va acquérir s'il prend la décision de l'effort de lecture. Les troubles psychiatriques n'épargnent pas les personnes âgées, qu'elles aient ou non un état démentiel. Ces troubles font souffrir la personne âgée et l'entourage. Le recours au psychiatre est exceptionnel. Les soins psychiatriques vont donc être délivrés, non pas par le médecin-psychiatre, mais par le médecin de famille et le gériatre. Les soins non spécifiquement médicaux, relation d'aide, animation, et d'autres soins spécifiques vont être assurés par de nombreuses professions : psychologues, infirmiers, aides-soignants, kinésithérapeutes, psychomotriciens, etc. Ces intervenants ont besoin de mieux connaître les troubles psychiatriques des personnes âgées.

Pour relayer l'acquisition de connaissances par les livres, des enseignements de psychogériatrie se mettent en place. Depuis l'année 1990, le séminaire de psychogériatrie de la région Île-de-France est l'un des premiers à avoir été mis en place et peut servir de modèle. Il est gratuit et ouvert à tous les professionnels de santé en charge des personnes âgées (Monfort).

Mais le meilleur apprentissage reste la pratique. Les meilleurs enseignants sont les personnes que l'on soigne. Il est souhaitable que les étudiants (en médecine, en psychologie, instituts de soins infirmiers, écoles de psychomotricité, etc.) puissent se former sur les lieux de stage où se trouvent les personnes âgées pour y acquérir des compétences. Pour cela, il faut d'abord une appétence – j'espère que la lecture de ce « Que sais-je ? » y aura contribué.

GLOSSAIRE

Akathisie. Incapacité à rester immobile. C'est l'un des effets secondaires des neuroleptiques. Souvent méconnue.

AMDP. *(Arbeitsgemeinschaft für Methodik und Dokumentation in der Psychiatrie.)* C'est un instrument pour évaluer la psychopathologie. Ce système a le mérite d'être le résultat de l'interpénétration de la psychiatrie alémanique et de la psychiatrie française. C'est un bon outil pour évaluer les symptômes chez les personnes âgées.

Anticholinergique ou atropinique. Il s'agit de médicaments qui diminuent l'activité des systèmes cholinergiques du cerveau. Ces systèmes sont déjà en hypo-activité dans les états démentiels de type Alzheimer. Ces médicaments viennent aggraver l'hypoactivité des système cholinergiques. Le résultat est une aggravation de la démence sous la forme d'une confusion surajoutée.

Agnosie. Perte de la connaissance permettant de décrire et de reconnaître les objets (si on présente un crayon, une clé, des ciseaux, le sujet n'en connaît pas la signification ni l'usage).

Aphasie. Perte du savoir parler, comprendre, lire, écrire.

Apraxie. Perte du savoir faire les gestes (s'habiller, se raser, couper sa viande, etc.).

Attaque de panique. Crise d'angoisse aiguë.

Benzodiazépines. Il s'agit de médicaments anxiolytiques et hypnotiques. Le nom de « tranquillisants mineurs » leur a été donné aux États-Unis pour les opposer aux « tranquillisants majeurs », c'est-à-dire les neuroleptiques ou antipsychotiques qui calment l'angoisse des personnes ayant un trouble psychotique.

Classifications des troubles psychiatriques. Le DSM-IV est la classification américaine des troubles mentaux. La CIM-10 est la Classification internationale des maladies.

CLIC. Cet acronyme signifie : Centre local d'information et de coordination en gérontologie. Leur première vocation est l'accueil des seniors et leurs familles pour les informer et les aider. La deuxième fonction est de faciliter un travail en réseau et une synergie entre les professionnels de santé qui travaillent auprès des personnes âgées.

Conversion. Épisode, souvent bref, comportant un symptôme, souvent du registre de la neurologie, sans atteinte lésionnelle. Ce symptôme serait le résultat d'un mécanisme de défense qui aurait « converti », de manière non consciente, une angoisse insupportable en un symptôme plus supportable. La personne n'a pas conscience de la douleur morale sous-jacente et affiche parfois un affect opposé qui a été qualifié de « belle indifférence ». Cet affect et la non-compréhension de l'histoire du sujet conduit souvent à des contre-attitudes négatives.

Contre-attitude négative. En réponse à une attitude du patient, à une plainte, ou à un comportement, l'entourage peut extérioriser en retour une attitude négative (reproches, silence désapprobateur, éloignement, etc.) qui sera mal vécue par le patient dont la souffrance sera augmentée (vécu de non-compréhension, de rejet et d'abandon).

Cognitif. Les fonctions cognitives autrefois appelées « fonctions supérieures » sont un ensemble de savoirs acquis lors de la petite enfance : savoir parler, savoir faire les gestes, savoir reconnaître les visages, savoir se souvenir, savoir être inquiet, savoir émettre un jugement, etc. Les performances cognitives sont évaluées par des tests.

Cotard (syndrome de). État dépressif, souvent mélancolique, caractérisé par des idées délirantes concernant le corps avec des idées de négation d'organes. Cet état n'est pas rare chez la personne âgée.

Démence. Diminution irréversible des performances cognitives liées à des lésions anatomiques bilatérales du cerveau.

Décompensation. C'est l'apparition de troubles psychologiques chez une personne qui jusque-là ne souffrait pas de sa condition psychologique.

Deuil (travail de). On dit d'une personne endeuillée qu'elle a fini son travail de deuil lorsqu'elle peut évoquer le souvenir du disparu sans que cela provoque l'émotion ressentie au moment de l'annonce du décès.

Dysthymie. Trouble dépressif d'évolution longue et dont l'intensité n'est pas majeure (dépression névrotique).

EHPAD (12) (Établissement d'hébergement pour personnes âgées dépendantes).

Empathie. Il s'agit d'une attitude qui comporte différentes étapes. L'objectif d'une attitude empathique est l'obtention d'un apaisement de la personne qui souffre.

État mixte (de l'humeur). C'est un trouble qui associe des symptômes témoignant d'une dépression et des symptômes témoignant d'une exaltation de l'humeur. La présence simultanée de signes opposés explique que ces états sont souvent méconnus, attribués à tort à des états d'agitation non spécifiques.

Évitement. C'est le comportement qui consiste à éviter une situation que l'on craint (évitement phobique).

Frontal (syndrome). Perte de la capacité à être inquiet qui donne un état de pseudo-indifférence, de pseudo-ralentissement dépressif ou à l'opposé des comportements de désinhibition (sexuelle, alimentaire, urinaire). Ces présentations risquent d'être attribuées à tort à un état dépressif ou à un état maniaque. L'examen montre la présence de réflexes archaïques (*grasping,* etc.) et l'incapacité à faire des séries (gestes, dessins, mots).

Hallucination. C'est une perception par l'un de nos cinq sens, sans support dans la réalité, ayant pour cause un toxique (comme, par exemple, l'alcool), une maladie neurologique (comme, par exemple, un Parkinson évolué) ou un trouble psychiatrique (comme, par exemple, un trouble schizophrénique). La désafférentation – la perte des informations correspondant à la réalité – est aussi une cause d'hallucination. On peut citer ici les hallucinations sensorielles douloureuses des amputés de jambe qui ressentent des douleurs « hallucinatoires » dans leur « membre fantôme ». On peut citer aussi les hallucinations visuelles des mal-voyants qui ont des visions « hallucinatoires » (syndrome de Charles Bonnet). L'erreur la plus fréquente en cas d'hallucination chez une personne âgée est de penser qu'elle présente une maladie psy-chiatrique.

Iatrogène. Accident secondaire à la prise de médicament.

Infraclinique. Une pathologie est dite infraclinique lorsqu'elle ne donne pas encore de signes visibles.

Interprétation sauvage. Cela consiste à donner brutalement à une personne une interprétation exacte des symptômes dont elle souffre. La conséquence est l'aggravation de la condition psychologique de la personne que l'on était censé aider. La quête de sens est souhaitable. On peut chercher le sens d'une histoire, mais il faut résister à l'envie de le communiquer immédiatement au patient.

Involution. Pour dire d'un trouble psychiatrique qu'il s'agit d'un trouble d'involution, c'est-à-dire d'un trouble à début tardif *(late onset disorder),* il faut vérifier que le patient n'a jamais souffert des symptômes de ce trouble pendant sa vie d'adulte jeune. On parle de dépression ou de mélancolie d'involution pour désigner les personnes âgées mélancoliques qui n'ont jamais eu antérieurement d'épisode dépressif. L'existence de névroses d'involution est incertaine. Les psychoses d'involution représenteraient 10 % des psychoses des personnes âgées.

Lewy (démence à corps de). Il s'agit d'un état démentiel d'évolution rapide caractérisé par de nombreux épisodes confuso-hallucinatoires, une hypertonie, des chutes et une vulnérabilité aux neuroleptiques qui sont contre-indiqués (cf. p. 87).

Mécanisme de défense. Il s'agit d'un processus qui viserait à diminuer la souffrance d'une personne. Certains délires de la personne âgée seraient le résultat d'un mécanisme de défense visant à éloigner la conscience d'une douleur morale liée à un état dépressif.

Nosocomial. Une affection nosocomiale est une maladie qui est contractée lors des soins délivrés en milieu hospitalier.

MMSE *(Mini mental state examination).* C'est un examen rapide pour savoir si une personne a ou non une diminution de ses performances cognitives (cf. p. 91).

Paralogique (idée). Il s'agit d'idées apparemment logiques et plausibles, mais qui sont en fait délirantes, « à côté » de la logique.

Personne âgée. On parle des « jeunes personnes âgées », qui ont de 60-65 ans à 80-85 ans, et des « personnes âgées-âgées », qui ont plus de 80-85 ans. Certaines personnes âgées croient, de manière prématurée, qu'elles sont arrivées au terme de leur cycle de vie. Il est intéressant de leur dire qu'elles sont encore des « jeunes personnes âgées ». Ainsi, on peut dire à une personne de 70 ans : « Vous êtes une jeune personne âgée de 70 ans ; lorsque vous aurez 85 ans, vous serez une personne âgée âgée de 85 ans. C'est à l'âge de 85 ans que l'on commence à avoir des difficultés visuelles, auditives, dentaires, etc. Vous avez encore quinze ans de bon à vivre. »

Phobie sociale. Peur d'autrui et des situations sociales au point d'entraîner des conduites d'évitement.

Pseudo-démence. Il s'agit d'une présentation clinique qui peut faire évoquer à tort une démence.

Schizophrénie. Trouble psychiatrique pouvant comporter des hallucinations, des idées délirantes et une dissociation.

Sismothérapie. Le terme international, celui qui devrait être utilisé, est « électro-convulsivo-thérapie ». D'autres synonymes sont les termes « électrochoc » et « électronarcose ». L'énergie électrique délivrée, qui a tant fait peur, est très faible, bien moindre que celle délivrée par un défibrillateur cardiaque. Cette énergie est si faible qu'elle ne peut être ni bonne ni mauvaise. Elle a, par contre, le pouvoir de déclencher une crise d'épilepsie, et c'est cette crise qui a un effet thérapeutique. Comment une crise d'épilepsie, qui est une agression, peut-elle avoir un effet bénéfique ? Probablement parce que l'organisme réagit en développant, par des réflexes homéostasiques, des mécanismes anticonvulsivants. Ce sont ces mécanismes anticonvulsivants qui sont antidépresseurs (cela est en cohérence avec les médicaments anticonvulsivants qui ont souvent des effets de stabilisation de l'humeur).

Symptôme. Signe clinique, soit éprouvé par une personne, soit observé par l'entourage.

Trouble psychiatrique. On utilisait antérieurement les termes de « maladie mentale » ou de « pathologie psychiatrique ». Un trouble psychiatrique est considéré comme présent si la personne qui en souffre présente l'association de plusieurs critères diagnostiques.

HISTOIRES

Louis, un état de consomption masquant une avance en âge envahie par des rituels (p. 24). René, l'homme dont les oreilles sifflaient (p. 25). Victor, l'homme tombé de sa terrasse ou les dangers de l'association alcool-benzodiazépines (p. 32). Justin, ou le syndrome de captation affective par un tiers (p. 33). Justine, ou le syndrome de captation affective par un groupe (p. 33). Émilie, un comportement délirant lié à l'arrêt brutal d'un anxiolytique (p. 42). Albert, un délire fantastique (p. 42). Albertine, l'alcoolisme féminin caché avec des hallucinations imputées à tort à une psychose hallucinatoire chronique (p. 43). Alphonse, l'ancien garçon de cirque et la neurosyphilis (p. 44). Henriette, l'incurie, l'incendie, et la plainte auprès du procureur (p. 45). Odette et la perception des voix des disparus (p. 45). Léontine, l'épouse de Dieu, forcément pudique (p. 52). Esther, Joséphine : dépressions hostiles (p. 57). Alphonsine, le glissement après une opposition hostile de deux ans et une vie de domination très active (p. 54). Rose, la déprimée de l'AMDP qui avait en fait une tumeur cérébrale (p. 59). Germain, l'ancien coiffeur mélancolique qui demandait comment se suicider et qui avait en fait une neurosyphilis (p. 59). Louisette, ou l'histoire d'une akinésie parkinsonienne imputée exclusivement à un ralentissement dépressif (p. 59). Armand ou l'histoire d'une indifférence frontale imputée à une situation triste (p. 60). Fernand ou l'histoire d'une perte de l'élan vital imputée à une dépression (p. 60). Honorine, les conséquences de la rupture de l'alliance thérapeutique et du lithium (p. 62). Eugénie ou la mélodie d'un hurlement (p. 71). Virginie, la cocaïnomane méconnue (p. 73). Ernest, l'homme qui tapait les capots de voiture ou la vulnérabilité de certains cerveaux âgés à l'égard des médicaments (p. 74). Adolphine, la personne âgée de bande dessinée, utilisée par un gériatre pour illustrer ce qu'il ne faut pas faire en matière de médicament (p. 75). Léontine, et sa pauvre mémoire imputée à tort à son dentiste (p. 95). Margaret, la belle récupération d'une pseudo-démence (p. 95). Léon, son couteau et ses trois benzodiazépines inductrices d'une pseudo-démence (p. 95). Ferdinand, l'homme qui disait « faut pas me prendre pour un con » (p. 102). Anabelle, la centenaire qui disait « jamais » (p. 103). Lucette, la menace de suicide pour réintégrer son domicile contre l'avis de son neveu (p. 103). Delphine et ses deux bras prêts à enserrer (p. 111).

BIBLIOGRAPHIE

Adam K, Oswald I., Can a rapidly eliminated hypnotic cause daytime anxiety ? *Pharmacopsychiatry,* 1989, 22, 115-119.

Allard M., Le secret ?, in *À la recherche du secret des centenaires,* Paris, Le Cherche-Midi Éd., 1991, 253-258.

Atkinson R. M., Late onset problem drinking in older adults, *Int. J. of Geriatr. Psychiatry,* 1994, 9, 321-326.

ANAES, *Guide d'évaluation des pratiques. Limiter les risques de la contention physique chez les personnes âgées.*

Balier C., Troubles névrotiques de la sénescence, *Encyclopédie médico-chirurgicale,* 11-1976, Paris, Psychiatrie 37530, A30.

AMDP, *Le système AMDP. Manuel de documentation et de quantification de la psychopathologie,* Bruxelles, Pierre Mardaga, 1981.

Bosker G., Geriatric emergency medicine, *Lancet,* 1991, 338, 371.

Bourrat C., États d'absence prolongée chez des sujets âgés sans passé épileptique, *Rev. Neurol.*, 1986, 142 (8-9), 696-702.

Charmasson C., L'expérience d'un secteur psychiatrique en gérontologie, 43-46, in *Vieillir en psychiatrie. Psychiatrie française,* n° 3, Association française de psychiatrie, 1987.

Chauchard. L., *Pardon, ma mère, pour cette mort-là,* Paris, Les Éditions ouvrières, 1984.

Chiu E., Ames D., *Functional Psychiatric Disorders of the Elderly,* Cambridge University Press, 1994.

Consedine N., Magai C., Attachment theory and emotion experience in later life : The view from emotions theory, *Attachment & Human Development,* 2003, 2, 165-187.

Cowley G., Springen K., Iarovici D. *et al.,* Sweet dreams or nightmare ?, *Newsweek,* 1991, August 19, 44-51.

Daumezon G., Les états dépressifs aigus chez le vieillard, 9-31, in *Recherche sur les maladies mentales,* Paris, Imprimerie municipale, 1961.

Editorial (anonyme), Non-convulsive status epilepticus, *Lancet,* 1987, 2, 958-959.

Ferrey G., Le Gouès G., *Psychopathologie du sujet âgé* (3e éd.), Paris, Masson, 1995.

Gognalons-Nicolet M., Du vieillissement normal au vieillissement réussi, 11-36, in *Vieillir et grandir. Cahiers psychiatriques genevois,* vol. 17, Genève, Institutions universitaires de psychiatrie, 1994.

Grimby A., Bereavement among elderly people : grief reactions, post-bereavement hallucinations and quality of life, *Acta psychiatr. Scand,* 1993, 87, 72-80.

Guedeney C., Weisbrot C., Aisenstein M., *et al.,* Le travail de l'hypochondrie. Histoire au fil des siècles et approche psychanalytique

actuelle, 89-120, *in* Guide pratique de psychogériatrie, t. 2, J.-C. Monfort, A. Manus F., Piette, Paris, Elsevier, 1994.
Guyotat J., Crise chez le vieillard. Réaction de la famille, *Psychologie médicale,* 1985, 178, 1117-1119.
Hanger H. C., Emotionalism after stroke, *Lancet,* 1993, 342, 1235-1236.
Hervy M.-P., Monfort J.-C., *La contention en gériatrie,* Laboratoires Sanofi-Synthélabo (cassette vidéo).
Huber J.-P., Peretti S., Singer L., *et al.,* Isolement des personnes âgées, 109-111. *Psychiatrie française,* 1996, XXVII, Sp/96.
Huguonot-Diener L., La consultation en gériatrie, *Le Quotidien du médecin,* Paris, Masson, 2003.
Kagan Y., Grangier B., Suicide, in *Dictionnaire de pratique gérontologique,* Paris, A.-M. Frison-Roche, 1996, 694-696.
Kales A., Kales J. D., *Evaluation and Treatment of Insomnia,* Oxford University Press, 1984.
Katona C., Levy R., *Delusions and Hallucinations in Old Age : Royal College of Psychiatrists,* Londres, Gaskell, 1992.
Kervasdoué J. de, *L'hôpital vu du lit,* Paris Le Seuil, 2004.
Kruczek E., Selal F., *Maladie d'Alzheimer,* Rueil, Doin, 2001.
Kielholz P., Le concept de la dépression masquée, *L'Encéphale,* 1979, 5, 459-462.
Kollai M., Kollai B., Cardiac vagal tone in generalised anxiety disorder, *Br. J. of Psychiatry,* 1992, 161, 831-835.
Laicardi C., Satisfaction de la vie, in *Psychologie de la personne âgée,* Paris, PUF, 1993, 199-210.
Larkin B. A., Copeland J. R., Dewey M.E *et al.,* The natural history of neurotic disorder in an elderly urban population, *Br. J. of Psychiatry,* 1992, 160, 681-686.
Léger J.-M., Tessier J.-F., Mouty M.-D., Affectivité du dément : base de sa prise en charge, in *Psychopathologie du vieillissement,* Paris, Doin, 1989, 57-65.
Leuchter A., Spar J. E., The late-onset psychoses : Clinical and diagnostic features, *J. of Nerv. and Ment. Dis.*, 1985, 173, 488-493.
Leyglene M., L'évolution affectivo-sexuelle, in *La relation psychosociale avec les personnes âgées,* sous la direction de H. Barrère, Toulouse, Privat, 1993, 40-42.
Lindesay J., Phobic disorders in the elderly : A comparison of three diagnostic systems, *Int. J. of Geriatr. Psychiatry,* 1993, 8, 387-393.
McKegney F. P., Hallucinations as conversion symptoms, *Am. J. of Psychiatry,* 1987, 144, 696.
Miller N. E., Lipowski Z. J., Lebowitz B. D., Delirium. Advances in research and clinical practice, *International Psychogeriatrics,* 1991, 3, Springer Publishing Company, Special Issue.
Monfort J.-C., Le retour de la paralysie générale chez les personnes âgées, *Psychologie médicale,* 1993, 25, Sp 7, 671-673.
Monfort J.-C., The difficult elderly patient : Curable hostile depression or personality disorder ?, *International Psychogeriatrics,* 1995, 7, suppl. 95-111.
Monfort J.-C., L'enseignement de la psychogériatrie dans la région Île-de-France. Présentation et résultats sur cinq ans, *Nervure,* 1996, VIII, n° 9, 46-50.
Monfort J.-C., Sévices à personnes âgées, *La Revue du praticien,* 1996, 10, n° 340, 17-24.

Monfort J.-C., Résilience et mémoires traumatiques à l'épreuve de l'avance en âge, in *Vieillissement et résilience,* Marseille, Solal, 2004.
Monfort J.-C., Paris, Sainte-Anne : un dispositif de psychogériatrie à vocation intersectorielle, *Pluriels. La Lettre de le mission nationale d'appui en santé mentale,* 2005, 50, 11-13.
Monfort J.-C., Hourdé I. *et al., Outils pour les entretiens d'aide et de soutien psychologique,* Thoiry, Heures de France, 2005.
Murphy E., General management of depression in late life, *J. of Affective Disorders,* 1985, supplément 1, S7-S10.
NIH, Consensus development panel on depression in late life. Diagnosis and treatment of depression in late life, *JAMA,* 1992, 268, 1018-1024.
Pearson J. L., Conwell Y., Suicide and aging : International perspectives, *International psychogeriatrics,* 1995, vol. 7, n° 2, 131-357.
Prinz P. N., Vitiello M. V., Raskind M. A. *et al.,* Geriatrics : Sleep disorders and aging, *N. Engl. J. Med.,* 1990, 323, 520-526.
Radebaugh T. S., Hooper F. J., Gruenberg E. M., The social breakdown syndrome in the elderly. Population living in the community : The helping study, *Br. J. of Psychiatry,* 1987, 151, 341-346.
Raynal-Cadé N., Devenir en institution gériatrique des personnes âgées avec antécédents psychiatriques, *Nervure,* 1996, VIII, n° 9, 28-29.
Richard M.-S., *Soigner la relation en fin de vie,* Paris, Dunod, 2004.
Ritchie K., Problèmes mentaux subcliniques chez les personnes âgées, *Nervure,* 1996, VIII, n° 9, 9-11.
Rutz W., Prevention of suicide, *Lancet,* 1992, 340, 1233-1234.
Saussure C., Blanchard F. *et al.,* Vieillards martyrs, vieillards tirelires. Maltraitances des personnes âgées, *Médecine & Hygiène,* Chênebourg, 1999.
Sheikh J. I., Anxiety rating scales in the elderly, in *Anxiety in the Elderly*, New York, Springer, 1991, 251-265.
Spar J. E., Larue A., *Geriatric Psychiatry,* New York, American Psychiatric Press, 1990.
Vasquez A., Jimenez-Jimenez F. J., Garcia-Ruiz P. *et al.,* Panic attacks, in *Parkinson's Disease. A Long-Term Complication of Levodopatherapy. Acta Neurol. Scand,* 1993, 87, 14-18.
Weissman M., Myers J. K., Tischler G. L. *et al.,* Psychiatric disorders (DSM-III) and cognitive impairment among the elderly in a US urban community, *Acta Psychiatr,* Scand. 1985, 71, 366-379.
Yesavage J. A., Brink T. L., Rose T. L. *et al.,* Development and validation of a geriatric depression screening scale : A preliminary report, *J. of Psychiatry Res.,* 1983, 17, 37-49.

TABLE DES MATIÈRES

Imprimé en France
par Vendôme Impressions
Groupe Landais
73, avenue Ronsard, 41100 Vendôme
Février 2006 — N° 52 609